Евгений Айзенберг

Временная организация работы лимбической системы мозга

AF154079

Евгений Айзенберг

Временная организация работы лимбической системы мозга

LAP LAMBERT Academic Publishing

Impressum / **Выходные данные**

Bibliografische Information der Deutschen Nationalbibliothek: Die Deutsche Nationalbibliothek verzeichnet diese Publikation in der Deutschen Nationalbibliografie; detaillierte bibliografische Daten sind im Internet über http://dnb.d-nb.de abrufbar.

Библиографическая информация, изданная Немецкой Национальной Библиотекой. Немецкая Национальная Библиотека включает данную публикацию в Немецкий Книжный Каталог; с подробными библиографическими данными можно ознакомиться в Интернете по адресу http://dnb.d-nb.de.

Coverbild / Изображение на обложке предоставлено: www.ingimage.com

Verlag / Издатель:
LAP LAMBERT Academic Publishing
ist ein Imprint der / является торговой маркой
OmniScriptum GmbH & Co. KG
Heinrich-Böcking-Str. 6-8, 66121 Saarbrücken, Deutschland / Германия
Email / электронная почта: info@lap-publishing.com

Herstellung: siehe letzte Seite /
Напечатано: см. последнюю страницу
ISBN: 978-3-659-59017-7

Евгений Айзенберг
Real-time в лимбической системе мозга

Содержание

Аннотация

На основе имеющихся в литературе описаний морфологического и функционального строения лимбической системы мозга с целью попытки аналитического описания хотя бы некоторых ее свойств автором был проведен частичный качественный анализ ее функционирования.

Полученные в результате аналитические зависимости, описывающие поведение во времени любого параметра гомеостаза, дают возможность судить о динамике различных процессов в организме.

Замеряя значения этих параметров в различные моменты времени, можно, вычисляя коэффициенты аналитического выражения, осуществлять оценку этой динамики, оценивать изменения за прошедший интервал времени, без проведения в нем измерений, и осуществлять прогноз на последующий интервал. Привязывая изменение динамики процесса, происходящие в конкретный интервал времени, к проведенным в этом интервале терапевтическим процедурам, можно оценивать их значение для организма более точно.

Проведенный анализ позволил синтезировать модель обучения и памяти в ЛСМ в виде самонастраивающейся фазоимпульсной системы регулирования и управления с персептронным распознаванием входной информации на входе.

Синтезирована модель нервной клетки – основного строительного материала подобных систем, удовлетворяющая условиям функционирования ЛСМ в целом.

Проведена аналогия между коррекцией передаточной функции фазоимпульсной системы автоматического регулирования и управления с помощью корректирующих цепочек и изменением гомеостаза при повторяющемся раздражении точек акупунктуры.

Проведен качественный анализ функционирования модели нервной клетки. Синтезированная модель, наряду со свойствами, характерными для предшествующих моделей, обладает и рядом новых свойств:
- адаптация к изменению входных сигналов;
- возможность синхронизации;
- пространственно-временная суммация множества возбуждений;
- наличие механизма возбуждения и торможения;

- возможность обработки поочередно мультимодальной информации в различные микроинтервалы времени в соответствии с временными каналами работы центральной нервной системы;

- минимальное число составляющих элементов.

Получены оптимальные значения для некоторых электрических характеристик модели нейрона. Адекватность модели живому прототипу была установлена через сравнение результатов известных электрофизиологических экспериментов с результатами машинных экспериментов.

Построена модель персептрона с двух уровневой памятью и временным уплотнением каналов переработки информации, представляющая собой нейронную сеть из синтезированных элементов. Построенный персептрон имеет единую синхронизацию и позволяет распознавать информацию, поступающую в разные фазовые промежутки времени.

Собрана информация о живых прототипах источников синхронизации подобных систем.

В синтезированных моделях реализовано представление о временном (ударение на последнем слоге) разделении функций переработки информации в центральной нервной системе. Классическая задача Бюффона была использована для оценки длины периода между микроинтервалами активности зрительного временного канала на базе экспериментальной информации, собранной физиологами зрения.

Обоснованы фазовые и частотные характеристики импульсной активности в каждом временном канале. Предложены идеи по определению фаз временных каналов, ответственных за переработку информации различной модальности.

Предложено оценивать активность каждого временного канала тем же классом функций, которым описывается динамика изменения любого параметра гомеостаза.

Предложен способ оценки активности каждого временного канала при извлечении соответствующей информации из электроэнцефалограммы.

Предложен способ анализа импульсной активности точек акупунктуры, позволяющий оценивать состояние различных систем организма по характеру изменения аналоговой функции в приращениях, представленной бинарным кодом, характеризующим активность каждого временного канала.

Представление о голографической природе памяти нейронной сети и факт передачи информации между клетками с помощью когерентных биофотонов использовались для обоснования существования фаз временных каналов, ответственных за переработку информации различной модальности.

Введение

Настоящая работа была выполнена в НПО "Ленэлектронмаш" по договору с организацией п/я Р-6429 от 5.05.1983 г.

Работы велись в соответствии с Постановлением номер 97 от 7.04.1983 "О совершенствовании диагностики и лечения легочных заболеваний с помощью новых методов обработки информации", принятым совместно Академией наук СССР, Академией медицинских наук СССР, Министерством здравоохранения СССР и Министерством электронной промышленности.

Отчет был выполнен тиражом 4 экземпляра, и поэтому мало кому известен. Настоящим изданием спустя тридцать лет автор пытается исправить эту ошибку, надеясь, что содержание работы актуально и сейчас.

Обзор работ, посвященных лимбической системе мозга

К лимбической системе мозга (ЛСМ) традиционно относят обширные структуры головного мозга, имеющие первостепенное значение, с одной стороны в реализации мотивационно-эмоциональных реакций, а с другой, в организации процессов обучения и памяти.

Научные взгляды о структурной и функциональной организации ЛСМ формировались под влиянием классических работ Брауна, Шефера (1888), Гольца (1892), Вудворта и Шеррингтона (1904), Кеннона и Бриттона (1925), Дюссер де Барена (1926) и Барда (1928). Однако решающее значение все же имели экспериментальные исследования Клювера и Бюси (1939) и теоретическая работа Papez'a (1937).

Клювер и Бюси, изучая влияние повреждения височной области неокортекса и палеокортекса на обезьянах, обнаружили драматические изменения их поведения, выражающиеся в том, что обезьяны становились ручными, гипоактивными, гиперфагичными и характеризовались физической слепотой, эмоциональной вялостью, потерей страха, агрессией и гиперсексуальностью.

Специалист по анатомии мозга Papez (1937) поставил под сомнение традиционную концепцию об узкоспециализированных функциях обонятельного мозга и высказал предположение, что большая часть этой системы включена в регуляцию аффективного поведения, а не обоняния.

Основываясь на исследованиях Брока (1878) Papez описал "круг" взаимосвязанных нервных структур, включающих в себя поясную извилину, гиппокамп, маммилярные тела, передние ядра таламуса, обеспечивающие возникновение и протекание эмоций. Позднее Маклин (1949) значительно развил теорию Papez'a и высказал предположение о важном значении ЛСМ не только в регуляции эмоционального поведения, но и в приеме и коррекции внутренних и внешних сигналов, поступающих в головной мозг. В настоящее время в ЛСМ объединяются структуры головного мозга различного уровня и строения. Тенденцию расширения границ ЛСМ, наблюдаемую в последнее время, не следует считать неправильной (Виноградова, 1975), так как на самом деле в данной системе функционально интегрируются различные мозговые структуры (гиппокамп, амигдала, ядра таламуса, ретикулярная формация и т.д.) [24] (стр. 412).

Тонкими нейрофизиологическими методами выявлены важнейшие связи между отдельными структурами ЛСМ, с одной стороны, и между ЛСМ и другими системами мозга (ретикулярной формацией, базальными ганглиями и неокортексом) – с другой (Виноградова, 1975, Наука, 1960).

Для изучения функциональной организации ЛСМ и ее отдельных звеньев применяются разнообразные методические подходы.

Такими подходами являются:

- изучение влияния повреждения лимбических структур на различные виды поведения,

- изучение влияния прямого электрического и химического раздражения лимбических структур,

- изучение динамики электрической активности структур ЛСМ при осуществлении поведенческих актов.

Методом повреждения отдельных структур ЛСМ выявлено их участие как в организации мотивационно-эмоциональных поведений, так и в регуляции обучения и памяти [24] стр. 42.

Вегетативные, соматические и поведенческие эффекты электрического и химического раздражения различных структур ЛСМ в основном подкрепляют и дополняют данные, полученные методом их повреждения.

Противоречивость фактов, часто встречающихся в литературе, в большинстве случаев можно объяснить определенными недостатками метода прямой стимуляции (особенно электрической) мозговых структур. Из-за малых размеров анатомически обособленных ядер таких структур, как гипоталамус, амигдала, септум, таламус и др., становится трудной их селективная активация, так как раздражающий ток распространяется и на соседние участки, в результате чего трудно коррелировать полученный эффект с возбуждением конкретной нервной структуры. В этом отношении более успешным оказался метод химической стимуляции, ибо при определенных дозах физиологически активные вещества (медиаторы синаптической передачи), во-первых, могут не вовлекать в возбуждение проводящие пути, а, во-вторых, могут селективно возбуждать те нервные популяции, которые обладают соответствующей синаптической хемо-чувствительностью [24] .

Особенно ценным представляется анализ ответной импульсной активности нейронов различных образований ЛСМ и периферии на внешние сигналы различной модальности, в частности, световой.

Важнейшей особенностью ЛСМ является ее интегрирующая способность принимать информацию, как о внешней среде, так и о сдвигах внутренней среды. Тем самым они могут информировать интегрирующие системы головного мозга о наступлении биологических потребностей.

После сличения и обработки этой информации ЛСМ своими эфферентными связями может запустить вегетативные, соматические и поведенческие реакции, обеспечивающие, с одной стороны, приспособление организма к внешней среде, а с другой – сохранение внутренней среды на оптимальном уровне. Это и есть общая функция ЛСМ.

Наиболее полный список литературы, посвященной ЛСМ, приведен в [24] на стр. 441.

Хотя морфология ЛСМ пока еще исчерпывающе не изучена, уже имеется более или менее ясная картина о двусторонних нервных связях между ее различными уровнями и структурами.

Ниже будет сделана попытка использования уже имеющихся сведений о ЛСМ для построения некоего гипотетического представления об ее работе.

Элементы информационной модели ЛСМ

Наиболее удобным для анализа является, по-видимому, описание лимбической системы мозга кошки, приведенное О.С. Виноградовой в [1] на стр.256. В упомянутой работе у каждого известного ядра лимбической системы с помощью вживленных тончайших электродов регистрировались входные и выходные импульсные сигналы, возникающие при подаче световой вспышки через разные интервалы времени на зрительную систему кошки.

На фиг. 1 изображена лимбическая система, взятая за основу построения.

С тем, чтобы более полно учесть факторы, влияющие на работу ЛСМ, к этой системе должны быть добавлены:

периферия, включающая совокупность всех тканей организма, в том числе экстерорецепторов, регистрирующих состояние окружающего нас мира, и интерорецепторов, регистрирующих внутреннее состояние организма,

эфферентные и афферентные пути спинного мозга,

эндокринные железы,

кровеносная система,

лимфатическая система.

Кроме того, из каждого ядра (блока - в инженерной терминологии) схемы на фиг. 1 удобно вычленить известные функциональные части.

Анализируя выявленные в работе [1] некоторые функции и морфологические связи структурных элементов лимбической системы, можно уже попытаться оценить свойства ЛСМ как системы регулирования.

Рассмотрим последовательно ядра кругов Papez'a.

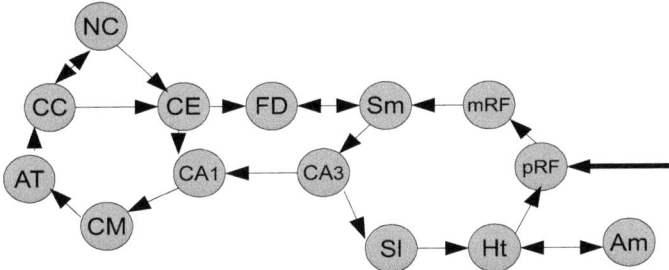

Фиг. 1 Схема основных взаимодействий между структурами лимбической системы
CA$_1$,CA$_3$ - поля гиппокампа; FD - зубчатая фасция, Sm,Sl - медиальное и латеральное ядра септума, mRf, pRf - мезенцефалический и понтобульбарный отделы ретикулярной формации; Ht - гипоталамус; Am - амигдала; CM - маммилярные тела; AT - передние (лимбические)

ядра таламуса; CC, CE - цингулярный и энторинальный орделы лимбической коры; NC - неокортекс.

Одно из полей гиппокампа CA_3 (как уже было отмечено нейрофизиологами) сравнивает информацию, поступающую от зубчатой фасции FD и от медиального ядра септума Sm. Это сравнение происходит в фиксированные отрезки времени [1], что обеспечивается синхронизирующей связью, существующей в частности между септумом и зубчатой фасцией.

Наличие синхронизации в нейронной сети, каковой является лимбическая система мозга, - факт, отмеченный и в других работах. Например, на стр. 103 [2] сказано, что "к механизмам внешней синхронизации нейронов относится синхронизация под воздействием отдельных ритмоводителей". Таким образом, наличие внешней синхронизации нейронов утверждается, но не ясно пока взаимодействие между различными ритмоводителями.

В работе [1] на стр. 257 сказано, что поле гиппокампа CA_3 пропускает сигналы зрительной информации только в определенном узком диапазоне частот. Но такой же эффект для наблюдателя будет (авторы цитируемой работы не обратили на это внимание), если бы зрительная информация обрабатывалась бы нейронами ЛСМ в определенных фазовых промежутках относительно некоей синхронизирующей частоты внутри этого диапазона.

Итак, существенно:

- наличие синхронизации,

- регулярность появления ответа на зрительную стимуляцию в диапазоне частот 10-30 гц.

Поскольку зрительная информация обрабатывается теми же блоками ЛСМ, что и сенсорная информация любой другой модальности, то уместно предположить, что для разделения обработки сигналов разной модальности одними и теми же структурами, необходимо разделение этой обработки во времени. Как осуществить такое разделение на уровне ЛСМ, показано в параграфе "Построение персептрона".

Выходной сигнал рассогласования схемы сравнения CA_3 разрешает пропуск информации от энториального отдела лимбической коры CE через поле гиппокампа CA_1 на маммилярные тела CM.

Отметим, что поле гиппокампа CA_1, маммилярные тела CM, передние (лимбические) ядра таламуса AT и цингулярный отдел лимбической коры CC, соединенные в левом круге Papez'a последовательно, пропускают входные сигналы не с первого предъявления.

10

Назовем для краткости пространственно-временную последовательность импульсов Образом. Тогда свойства каждого из упомянутых блоков можно описать на "грубом" инженерном языке следующим образом:

а) оперативный Образ (оО) запоминается в буферной памяти,

б) число предъявлений оО накапливается в счетчике блока (число повторений входного сигнала, после которого появляется соответствующий сигнал на выходе буфера, колеблется для разных упомянутых блоков от 2 до 10),

в) после выдачи оО из буфера счетчик восстанавливает свое исходное состояние ("обнуляется"),

г) в блоках CA_1, СМ, АТ, СС лимбической системы после изменения формы входного воздействия на выходе некоторое время еще воспроизводится первоначальная форма ответа на входной сигнал (в соответствии с числом предъявлений входного сигнала, необходимым для фиксации изменения, и характеризующим соответствующий блок).

Синтезируемая схема, тождественная схеме на фиг. 1, но в более подробной детализации изображена на фиг. 2. Очевидно, что степень детализации схемы ЛСМ прямо связана с уровнем представления о функциях структур ЛСМ и их морфологических связях.

Переходя к обсуждению схемы системы регулирования, тождественной в некотором смысле ЛСМ на фиг.1, отметим, что хотя поле гиппокампа CA_1 изображено в виде логической схемы запрета, однако в отличие от подобной схемы в вычислительной технике, имеющей два состояния (открыто, закрыто), рассматривая схема при неполном совпадении сравниваемых сигналов, частично пропускает сигнал на маммилярные тела СМ. Пропускаемый сигнал соответствует новизне входного сигнала по сравнению с информацией, извлеченной из долговременной памяти (NC) и переданной на вход схемы сравнения, отнесенной к одному из полей гиппокампа CA_3.

Отметим также, что о значении числа предъявлений входного сигнала, после которого упомянутые блоки, составляющие круг Papez'a, способны выдать соответствующий входу выходной сигнал, можно говорить пока только в вероятностном смысле.

Итак, продолжаем рассмотрение структурной схемы ЛСМ, изображенной на фиг. 2.

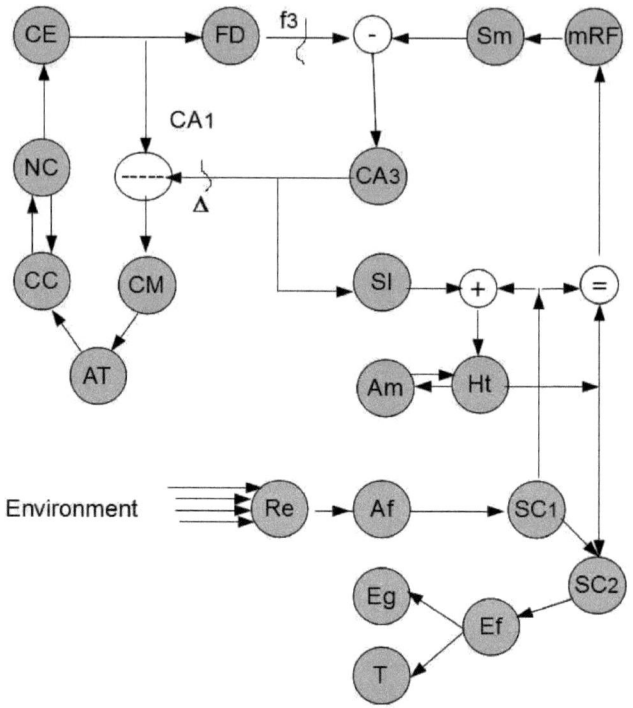

Фиг. 2

Дополнительные обозначения: Ef, Af – эфферентная и афферентная нервная система; T, Re – совокупность тканей и рецепторов; SC1, SC2 – афферентные и эфферентные пути спинного мозга; Eg – эндокринные железы (осуществляют биохимическую связь через кровеносную систему на все звенья лимбической системы мозга).

Блоки, образующие круг Papez'a, работают синхронно с выходным сигналом поля гиппокампа CA_1. Другими словами, обработка зрительной информации в ЛСМ производится строго фазированными сигналами. Фаза сигнала, соответствующего обрабатываемой зрительной информации, не зависит от длительности и скважности световых вспышек.

Так как каждый из упомянутых блоков ЛСМ осуществляет пространственно-временное преобразование входного сигнала, то целесообразно в дальнейшем выделить из них подблоки - преобразователи.

Чтобы как-то охарактеризовать каждое преобразование, цитируем И.М. Гельфанда и М.Л. Цетлина [3] стр. 57: "цель каждого преобразования –

уменьшение избыточности передаваемой информации". Это характерно, по-видимому, для биологических систем на любом уровне.

В связи с наличием задержки информации сигнал от поля CA_1 гиппокампа дойдет до неокортекса NC только после многократного предъявления на входе CA_1. Далее происходит фиксация "новой картины" в неокортексе (запись в долговременную память из оперативной).

"Сходные по конфигурации и последовательно возникающие группы сигналов могут порождать (в неокортексе) остаточный кумулятивный эффект либо путем упорядочивания вначале случайных цепей макромолекул или волокон, либо путем увеличения их возбудимости, вследствие чего эта область с большей легкостью отвечает на повторение того же самого возбуждения" (Прибрам [4]).

Продолжая дальше рассмотрение ЛСМ, заметим, что зубчатая фасция FD играет роль буферной памяти, в которой регистрируется модификация Образа, зафиксированного в неокортексе, для дальнейшего сравнения с помощью гиппокампа CA_3. После поля гиппокампа CA_1 по левому кругу Papez'a циркулирует отображение новизны Образа, корректируемое информацией от гиппокампа.

Круги Papez'a напоминают оперативную память на кольцевых линиях задержки, известную в вычислительной технике. Но в отличие от циркуляции не изменяемых бинарных импульсных последовательностей в кольцевых линиях вычислительной техники, по кругам Papez'a циркулирует корректируемый пространственно-временной Образ, намного более сложный, чем любая бинарная последовательность. Тем самым еще раз подтверждается высказывание Келера о том, что между мозгом и другими физическими устройствами существует известный изоморфизм [3].

Рассматривая другой круг Papez'a, отметим, что сигнал от поля гиппокампа CA_3 идет также на латеральное ядро септума Sl, которое, судя по электрофизиологическим [1] данным, играет роль инерционного звена. Сигналы от латерального ядра септума Sl попадают далее на гипоталамус Ht, который находится также под воздействием сигналов от афферентных путей спинного мозга SC_1, передающих воспринимаемую экстерорецепторами периферии информацию о внешнем мире, и интерорецепторами ствола мозга – о состоянии организма (температура, осмотическое давление крови, уровень углекислого газа в крови, содержание глюкозы и т.д.).

Совокупность рецепторов (Re) управляется сигналами от гипоталамуса (Ht) через афферентные пути спинного мозга (SC_2), эфферентную нервную систему (pRf), ткани (T).

Понтобульбарный (pRf) и мезенцефалический (mRf) отделы ретикулярной формации выявляют новизну раздражителя и подают информацию, отображающую эту новизну, на медиальное ядро септума (Sm).

Ядра гипоталамуса (Ht), вырабатывающие релизинг-факторы, действуют на эндокринные железы (Eg), продуцирующие биологически-активные вещества (гормоны, и т.п.), которые переносятся кровеносной и лимфатической системой по всему организму, в том числе по образованиям лимбической системы. Эта химическая связь не показана на фиг.2, чтобы не загромождать рисунок.

Подробности физической реализации "элементарных" блоков, составляющих систему регулирования, изображенную на фиг. 2, аналогичных, по крайней мере по части своих функций, известным техническим устройствам, в основном остаются пока неясными. Однако, судя по электрофизиологическим описаниям [1], можно предполагать, что в ЛСМ имеются в наличии участки, реализующие упомянутые в технических обозначениях фиг. 2 функции.

Модель нейрона, играющего роль основного элемента ("кирпичика") при построении ЛСМ, и позволяющую реализовать любую из обозначенных на фиг.2 функций, рассматривается в одноименном параграфе.

Модель персептрона, построенная на упомянутых нейронных элементах и сохраняющая особенности работы ЛСМ, приведена в параграфе "Построение персептрона".

Заключение.

Автором на основе имеющихся в литературе описаний морфологического и функционального строения ЛСМ проведен усеченный анализ ее функционирования с целью попытки аналитического описания ЛСМ.

ЛСМ с позиции теории автоматического регулирования и управления

Рассмотрим схему на фиг. 2 с указанных позиций.

Регуляция гомеостаза организма осуществляется с помощью управляющих бинарных последовательностей импульсов (в том числе запускающих производство активных биохимических катализаторов различными железами внутренней секреции), воздействующих на сердце, кровеносную систему, управляющие центры и т.д.

Предполагая, что все нейроны ЛСМ производят обработку информации одной модальности внутри своего фиксированного по фазе интервала относительно некоего периода синхронизирующей частоты, вырежем из всех импульсных последовательностей в ЛСМ импульсы этой фазы. Пусть выходным параметром анализируемой системы будет частота этих импульсов $f(t)$.

На основании сказанного в предыдущем параграфе, в схеме можно выделить контур самонастройки (КСН) и контур авторегулирования (КАР).

В управляющую часть КАР включаем из схемы на фиг. 1 блоки Sl, Ht, Am, pRF, CA_3. В КСН включаем блоки CA_1, CM, AT, CC, NC, CE, FD.

Исследуем переходные характеристики системы, образованной КАР, и обрабатывающей слабые кратковременные воздействия среды. В этом случае можно пренебречь связью CA_3- NC через круг Papez'a, так как известно, что сигналы от CA_3 попадают на вход NC только при продолжительном или достаточно часто повторяющемся возмущении.

Так как реакция NC есть неизвестная нам функция от информации, поступающей в этот блок от всех органов живого организма, то задаем входное воздействие на компаратор CA_3 от NC через произвольную пока функцию времени $f_3(t)$.

Тогда схему на фиг.2 для исследования влияния слабых кратковременных воздействий можно записать в виде схемы, изображенной на фиг.3. Связь между сигналами в схеме по фиг.3 запишем в операторном виде (1) и (2).

$$W_{SC1}\left(W_{Af}(W_{rl}(u(t)))\right) - f(t) = \delta(t) \qquad (1)$$

$$f(t) = W_{Ht}(W_{Sl}(W_{Sm}(W_{mRf}(\delta(t))))) + W_{SC1}(W_{Af}(W_{Re}(u(t)))) \qquad (2)$$

где f₃(t) – сигнал, идущий от блока FD. При отсутствии этого сигнала информация от блока Sm полностью проходит на блок Sl.

f(t) - сигнал, идущий от блока Ht и представляющий собой управляющий вектор системы регулирования.

u(t) - сигнал, имитирующий входное воздействие на систему со стороны среды.

G(t) - вектор, выражающий количественное изменение спектра гормонов организма во времени (число его компонент равно количеству видов гормонов, а значение компоненты пропорционально количеству гормонов соответствующего вида).

δ(t) - сигнал, идущий от блока pRf.

W_x - оператор преобразования информации в блоке x. Вместо x можно подставлять обозначение любого блока из схемы на фиг. 3.

Сделаем предположение, облегчающее качественный анализ.

Предполагаем, что передаточная функция любого блока из числа изображенных на фиг.3, принадлежат множеству функций, соответствующих линейным звеньям: усилительному, интегрирующему, дифференцирующему, инерционному, колебательному, суммирующему, а нелинейные звенья в исследуемом диапазоне входных сигналов можно линеаризовать.

$$W_{SC1}(p){*}W_{Af}(p){*}W_{Re}(p){*}u(p) - f(p) = \delta(p) \qquad (3)$$

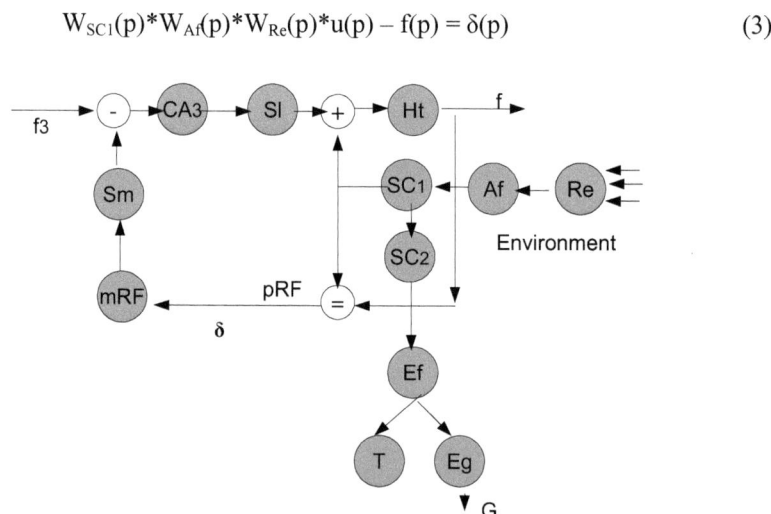

Фиг. 3 Фрагмент ЛСМ по фиг.2, используемый для анализа слабых возмущений

$$f(p) = W_{Ht}*(W_{Sl}(p)*W_{Sm}(p)*W_{mRf}(p)*\delta(p) + W_{SC1}(p)*W_{Af}(p)*W_{Re}(p)*u(p) \qquad (4)$$

Обозначим

$$W_{SAR}(p) = W_{SC1}(p)*W_{Af}(p)*W_{Re}(p) \qquad (5)$$

$$W_{SSM}(p) = W_{Sl}(p)*W_{Sm}(p)*W_{mRf}(p) \qquad (6)$$

Тогда получим

$$W_{SAR}(p)*U(p) - f(p) = \delta(p) \qquad (7)$$

$$F(p) = W_{Ht}(p)*(W_{SSM}(p)*\delta(p) + W_{SAR}(p)*U(p) \qquad (8)$$

где $W_x(p)$ – отображение по Карсону-Хевисайду передаточной функции W_x,

$f(p)$, $\delta(p)$, $u(p)$ - отображения по Карсону-Хевисайду соответственно $f(t)$, $\delta(t)$, $u(t)$.

Решая систему (7, 8), получим выражение для передаточной функции системы (при нулевых начальных условиях)

$$\Phi(p) = f(p)/u(p) = W_{SAR}(p)*W_{Ht}(p)*(1 + W_{SSM}(p))/(1 + W_{Ht}(p) * W_{SSM}(p)) \qquad (9)$$

Искомая передаточная функция представляет собой реакцию системы на единичное ступенчатое воздействие.

Поэтому переходная функция системы может быть получена как результат обратного преобразования по Карсону-Хевисайду передаточной функции замкнутой системы, т.е. выражения (9).

Так как изображение (9) по Карсону-Хевисайду в общем случае можно представить в виде

$$\Phi(p) = B(p)/D(p) = \Sigma_i \, b_i*p^{m-i} \, / \, \Sigma_j \, a_j* \, p^{n-j} \qquad (10)$$

где $i=0,..m$; $j=0,..,n$;

причем $m < n$ и уравнение $D(p)$ не имеет нулевых корней.

Тогда общее решение дифференциального уравнения, описывающего поведение системы КАР, имеет вид [10]:

$$\Phi_o(t) = \Sigma_i \, (\Sigma_j \, (C_{ij}*t^j)*e^{\lambda_i}t) \qquad (11)$$

где $i=1,..m$; $j=0,..,k_j-1$;

λ_1, λ_2,.., λ_m - различные корни характеристического уравнения $D(\lambda) = 0$;

$k_1, k_2,.. k_m$ - их кратности, причем $\Sigma_i \, k_i = N$.

При этом допускается слабая зависимость коэффициентов C_{ij}, λ_i от времени, что имеет место у здорового индивидуума.

Система устойчива, если среди λ_i нет положительных вещественных частей. Временные графики искомой переходной функции, соответствующие выражению (11), изображены на фиг.4, где 4a – возмущающее воздействие, приведенное ко входу КАР; 4b – реакция системы КАР на слабое кратковременное возмущение при различных значениях 1.

Важно отметить, что любое уточнение морфологических или иных связей на схеме КАР на фиг.3 при сохранении в ней обратной связи не приводит к изменению характера общего решения дифференциального уравнения, описывающего поведение системы КАР.

Заметим, что теоретические графики на фиг. 4b,4c,4d качественно совпадают с известными экспериментальными данными, например, динамики артериального давления $p(t)$ в случае, когда здоровый человек резко увеличит физическую нагрузку $L(t)$ на некоторое время.

Если достаточно часто (хотя бы один раз в два часа) измерять содержание какого-либо ингредиента в крови, то зависимость его от времени опять же описывается уравнением (11).

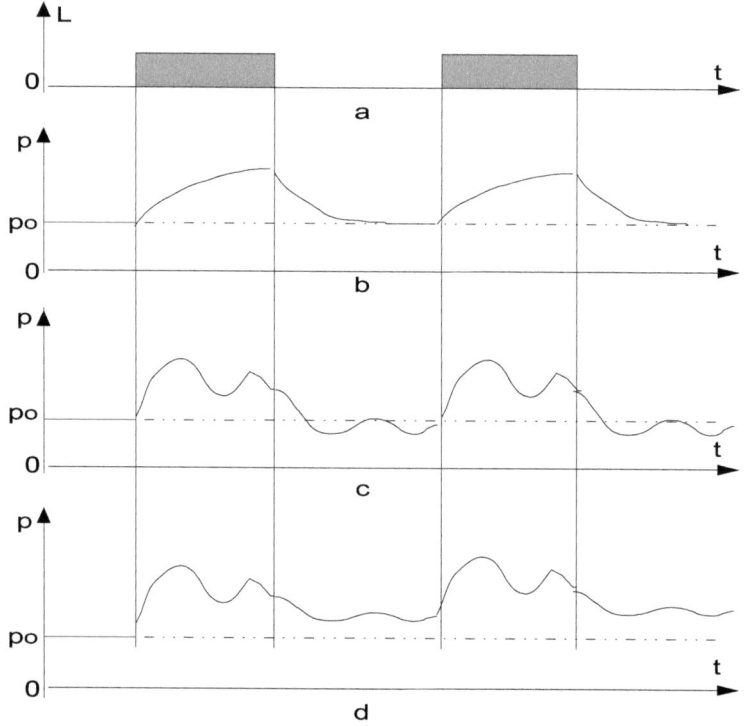

Фиг.4 Возможные реакции уровня артериального давления на возмущение.

18

То же самое можно сказать о других параметрах гомеостаза, характеризующих живую систему регулирования.

Вообще говоря, даже "плохо" работающие системы регулирования описываются уравнениями (11), но коэффициенты c_{ij} и λ_i в них либо имеют такие величины, что кратковременные возмущения отрабатываются переходным процессом с большой постоянной времени, либо – долго не затухающими колебаниями, либо возможен режим перерегулирования, т.е. изменения c_{ij} и λ_i в сочетании с "непосильным" возмущающим воздействием могут привести систему к "поломке".

Если, например, продолжать рассматривать колебания уровня артериального давления, то практически это означает, что если имеет место длительная стрессовая ситуация, требующая повышения значения артериального давления, то потребность в повышенном давлении запоминается (информационная цепочка на фиг.2 по левому кругу Papez'a) . Постоянные попытки системы прийти в равновесие в соответствии с новой уставкой уровня артериального давления в рамках следящей системы, образованной левым кругом Papez'a и схемой сравнения CA_3, приводят к непрекращающемуся переходному процессу вокруг смещенного "нормального" давления, что соответствует неустойчивости уровня артериального давления у гипертоников и гипотоников.

Устойчивость любой, в том числе и рассматриваемой системы регулирования и управления, можно анализировать по известным параметрам звеньев методами, разработанными для систем автоматического регулирования. Теоретически возможно определять допустимые пределы изменения параметров каждого звена, не приводящие к срыву устойчивости системы в целом. Заметим, что срыв устойчивости в данной системе означает отказ системы регулирования. Знание числовых значений параметров системы регулирования позволило бы так ее корректировать, чтобы находиться вне области ее неустойчивости.

Итак, перечислим основные выводы параграфа.

1. Имеет место синхронизация работы всех блоков лимбической системы.
2. Обработка зрительной информации происходит в определенной фазе относительно некоторой задающей частоты.
3. Изменение параметров гомеостаза во времени в рабочем диапазоне регулирования происходит по закону $\Sigma_i \Sigma_j (C_{ij} * t^j) * e^{\lambda_i t}$

   где $i = 1,..m$; $j = 0,.., k_j - 1$;

   $\lambda_1, \lambda_2,.., \lambda_m$ - различные корни характеристического уравнения $D(\lambda) = 0$

$k_1, k_2, ..k_m$ - их кратности, причем $\Sigma_i k_i = N$

N – порядок системы.

Заключение

В предыдущем параграфе и без того скупая (имеется ввиду ограниченность знания) морфологическая и функциональная структура ЛСМ была предельно усечена с целью аналитического описания хотя бы некоторых ее свойств.

Полученные в результате аналитические зависимости, описывающие поведение во времени любого параметра гомеостаза, дают возможность судить о динамике различных процессов в организме.

Замеряя значения этих параметров в различные моменты времени, можно вычисляя коэффициенты аналитического выражения, осуществлять оценку этой динамики. Например, на фиг.4 показан возможный характер изменения параметров под нагрузкой $L(t)$: апериодический процесс (b), колебательный медленно затухающий (c), колебательный не затухающий процесс (d).

Изменение динамики процесса может произойти в результате некоторого события, произошедшего в момент времени t_0 (прием лекарства, или его отмена, другие виды терапии, нагрузка).

Вычислив коэффициенты полученного аналитического выражения, можно осуществлять интер- и экстраполяцию, т.е. оценивать изменения за прошедший интервал без проведения в нем измерений, и осуществлять прогноз на будущее. Привязывая изменение динамики процесса в момент времени t_0 к различным терапевтическим процедурам, проведенным в соответствующий момент времени, можно оценивать их более точное значение для организма.

При частом измерении, например, отдельных параметров крови, можно судить об изменении скорости излечения послеоперационных больных в результате приема (или отмены) того или иного лекарства.

Новым, по мнению автора, результатом параграфа является аналитическое представление изменений параметров гомеостаза во времени.

Воздействие через точки акупунктуры как способ коррекции передаточной функции ЛСМ

Известно, что в технических системах автоматического регулирования и управления, в которых кодирование управляющего сигнала производится частотным или фазоимпульсным методом, желаемое изменение передаточной функции производят с помощью так называемых корректирующих цепочек.

На фиг.5 изображена схема простейшей системы регулирования с обратной связью (а).

Перечислим обозначения:

W - передаточная функция разомкнутой системы,

W_{oc} - передаточная функция блока обратной связи,

k – коэффициент передачи системы в целом,

U_{in} – входной сигнал,

U_{out} – выходной сигнал,

U_{oc} – сигнал обратной связи,

U_{cor} – корректирующий сигнал.

Для схемы (а) очевидна справедливость следующих равенств.

$$U_{out} = (U_{in} - U_{oc}) * W \tag{1}$$

$$U_{oc} = U_{out} * Woc \tag{2}$$

$$k = U_{out} / U_{in} = W / (1 + W * W_{oc}) \tag{3}$$

Осуществить упомянутую коррекцию для схемы (а) можно с помощью схемы (б). Генератор корректирующих импульсов через схему суммирования (интегрирования), находящуюся в цепи обратной связи, подает свои импульсы на схему сравнения. При наличии корректирующих импульсов передаточная функция системы в целом меняет свое значение.

По аналогии с выше сказанным:

$$U_{out} = (U_{in} - (U_{cor} + U_{oc}) * W \tag{4}$$

$$U_{oc} = U_{out} * W_{oc} \tag{5}$$

$$k = U_{out} / U_{in} = W * (1 - U_{cor}) / (1 + W * W_{oc}) \tag{6}$$

В случае коррекции одновременно с нескольких входов выражение (6) можно переписать в виде:

$$k = U_{out} / U_{in} = W * (1 - \Sigma_i a_i * U_{cor\,i}) / (1 + W * W_{oc}) \qquad (7)$$

где a_i – весовые коэффициенты каждого корректирующего входа.

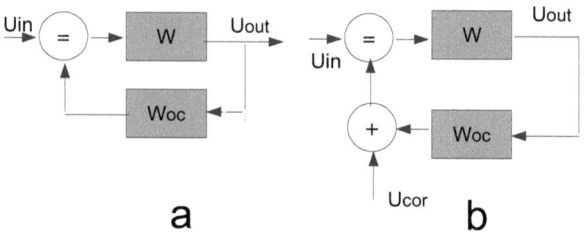

Фиг. 5 Блок-схема системы регулирования (а - без коррекции, b - с коррекцией)

Если вернуться к рассмотрению ЛСМ как системы регулирования и управления, то в качестве интегратора, принимающего корректирующие сигналы, выступят нейроны ретикулярной формации, связанной со всеми рецепторами организма, в том числе и с рецепторами, в обилии расположенными в зоне точек акупунктуры.

В качестве генераторов корректирующих импульсов выступают упомянутые рецепторные нейроны, возбужденные иглой или другим воздействием.

При повторяющихся однонаправленных воздействиях на точки акупунктуры новое значение передаточной функции будет запоминаться первично оперативной памятью, реализованной на кругах Papez'a, а затем (если число предъявлений "стимула" превысит некоторый порог) и долговременной (запись в кору головного мозга).

Разумеется, повторяющееся воздействие через точки акупунктуры может привести к изменению передаточной функции ЛСМ в любую, в том числе и в нежелательную сторону (при ошибочном диагнозе и неправильном выборе точек воздействия).

Со времен P.Nogier, подавая электрические импульсы с подобранной им различной частотой на соответствующие акупунктурные точки ушной раковины, врачи добиваются улучшения состояния различных органов и систем.

На самом деле, эффект получается за счет фазового, а не частотного воздействия, так как импульсы различной частоты накладываются на фазы активности различных временных каналов. А можно ведь, зная фазу, точно на нее и воздействовать.

Заключение

В предыдущем параграфе приведена аналогия между коррекцией передаточной функции фазоимпульсной системы авторегулирования и управления с помощью корректирующих цепочек в цепи обратной связи и изменением гомеостаза при раздражении точек акупунктуры.

Модель нейрона

Несмотря на большое морфологическое и функциональное разнообразие реальных нейронов, в процессе формализации его работы можно выделить ряд общих для всех них свойств:

1) нейрон имеет несколько входов и один выход.
2) каждый вход и единственный выход принимают только два состояния: "включено" или "выключено",
3) нейрон возбуждается, когда алгебраическая сумма возбуждающих и тормозящих сигналов превышает некоторый порог,
4) сигналы по нейрону проходят только в одном направлении.

Перечисленные четыре свойства до сих пор характеризовали так называемый формальный нейрон, или логический пороговый элемент. Если из подобных нейронов собрать сеть, то ее работа будет подчинена законам булевой алгебры. Она не учитывает динамику процессов переработки информации. В этом смысле физиологический (неформальный) нейрон представляет собой несравненно более сложную структуру. Для живого нейрона, помимо перечисленных выше, характерными являются также следующие свойства:

5) наличие абсолютной и относительной рефрактерности,
6) адаптация,
7) зависимость частоты ответов нейрона от величины возбуждающего сигнала,
8) пространственно-временная суммация множества возбуждений под контролем синаптического механизма нейрона,
9) создание разнообразных новых сенсорных входов и уничтожение части старых входов (причины обеих явлений не изучены),
   и некоторые другие.

Поскольку последние свойства не были характерны ни одной известной модели формального нейрона, автор попытался создать модель, которая наряду со свойствами 1-4, обладала бы и свойствами 6-8.

Так как лимбическая система мозга, как уже упоминалось, является нейронной сетью, построим модель нейрона, обеспечивающую замеченные свойства ЛСМ, перечисленные в выводах предыдущего параграфа.

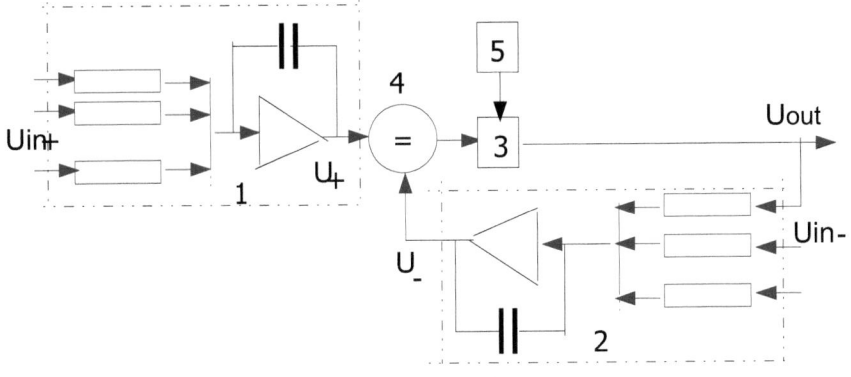

Фиг.6 Модель нейрона.

Предлагается следующая оригинальная схема модели нейрона (фиг. 6).

Схема содержит 1 – первый блок памяти (интегратор), 4 – схема сравнения, 3 – схема совпадения, 2 – второй блок памяти (интегратор обратной связи), 5 – генератор синхронизирующих импульсов (внешний по отношению к нейронам).

Схематическое изображение суммирования возбуждения в синапсе между пресинаптическим волокном и телом ганглиозной клетки, послужившее основой для синтезирования этой модели нейрона, приведено на фиг.7 ([9] стр. 81).

Импульсы, поступающие на вход интегратора модели нейрона (1) или (2), соответствуют на фиг.7 импульсам пресинаптического волокна.

Заряд, накапливаемый на емкости интегратора обратной связи (2), соответствует потенциалу субсинаптической мембраны.

Выходная импульсная последовательность модели нейрона соответствует импульсам постсинаптического волокна.

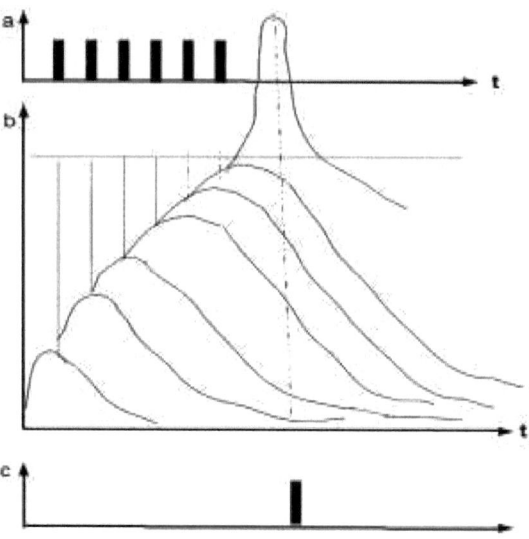

Фиг.7 Суммирование импульсов на входе нейрона.

a – пресинаптическое волокно (потенциал действия)
b – синапс (потенциал субсинаптической мембраны)
c – постсинаптическое волокно (потенциал действия)

Блоки памяти (1) и (2) удобнее всего реализовать на многовходовых интеграторах. Хотя, строго говоря, на месте интегратора обратной связи (2) в живом нейроне находится элемент, более близкий к длинной RC-цепочке [9]. Предполагается, что замена ее интегратором в рабочем диапазоне частот не приведет к существенным искажениям в обработке входной информации, хотя заметно облегчит реализацию модели, как в виде устройства, так и в виде алгоритма и программы.

Информационными входами модели нейрона являются входы обоих интеграторов. Так как на схеме сравнения сигналы от интеграторов по существу имеют разные знаки, уместно считать одни входы возбуждающими, а другие – тормозящими (сохраняя традиционную нейрофизиологическую терминологию).

Информационным выходом модели является выход схемы совпадения (3), пропускающей импульсы генератора (5) при наличии разрешающего сигнала от схемы сравнения (2). Схема сравнения (4) выдает разрешающий сигнал на последующий блок (3) только в случае, если выполняется неравенство $U_- < U_+$,

где U_+ - сигнал от выхода интегратора (1),

U_- - сигнал от выхода интегратора обратной связи (2).

Итак, импульсные последовательности, поступающие на первый блок памяти (1), суммируясь, образуют аналоговый сигнал, поступающий на схему сравнения (4). С другой стороны, выходная импульсная последовательность и входные сигналы, поступающие на вход второго блока памяти (2), суммируясь, образуют аналоговый сигнал, поступающий на второй вход схемы сравнения (4). Если сигнал от первого блока памяти (1) больше по величине сигнала от второго блока памяти (2), то схема сравнения (4) выдает разрешающий сигнал на схему совпадения (3). Схема совпадения (3) припускает или не пропускает импульсы от генератора синхронизирующих импульсов (5) в зависимости от состояния разрешающего входа.

Тактовый генератор импульсов (5) не является принадлежностью собственно модели нейрона, а служит для синхронизации нейронов, включенных в сеть любой структуры. О механизме синхронизации будет сказано в параграфе "Синхронизация работы персептрона".

Заключение

Полученная модель нейрона наряду со свойствами, характерными моделям-предшественницам, обладает и рядом новых свойств:

- адаптация к изменению входных сигналов за счет наличия соответствующей обратной связи,
- возможность синхронизации,
- наличие механизма возбуждения и торможения,
- возможность обработки мультимодальной информации поочередно в различные микроинтервалы времени (участие в образовании временных каналов обработки информации),
- минимальное число элементов.

Режим работы дельта-модулятора модели

τ – постоянная времени интегратора обратной связи

Т – период синхронизирующих импульсов (SI)

Н – амплитуда синхронизирующих импульсов (полагаем, что схема совпадения не меняет величину этой амплитуды при пропуске импульса на вход интегратора обратной связи).

Определим требования к величине τ.

Пилообразный рост сигнала $U_\tau(t)$ при непрерывной серии импульсов на его входе (для простоты считаем, что активизирован только один вход интегратора обратной связи, идущий от схемы совпадения) показан на фиг. 8.

Экспоненциальное падение значения $U_\tau(t)$ при отсутствии импульсов на входе интегратора показано правой частью того же рисунка.

Очевидно, что скорость подъема функции $U_\tau(t)$ увеличивается при увеличении значения τ. Но при этом при отсутствии сигналов на входе интегратора скорость падения значения функции $U_\tau(t)$ будет уменьшаться.

С другой стороны, максимальная скорость разряда конденсатора в цепи обратной связи интегратора будет иметь место при $\tau \rightarrow 0$. Но тогда на таком конденсаторе не сохранить заряд, и накопление заряда становится невозможным.

В частных случаях параметры дельта-модулятора для аналого-цифрового преобразования в нейроне можно было бы подбирать конкретно под знание характера имеющих место входных сигналов. В в условиях неопределенности в качестве оптимума выберем такое значение τ, при котором средняя скорость заряда конденсатора при непрерывной серии импульсов на одном входе и средняя скорость разряда того же конденсатора при отсутствии импульсов на входе интегратора будут равны. Разряжать конденсатор будем в течение времени, равном 3τ, т.е. не до нулевого значения его заряда.

Пусть А – максимальное значение сигнала $U_\tau(t)$.

Считаем, что передний фронт импульсов, с которыми мы имеем дело, настолько мал, что им можно пренебречь, т.е. ступеньки пилы поднимаются вверх на величину Н мгновенно в момент прихода очередного импульса.

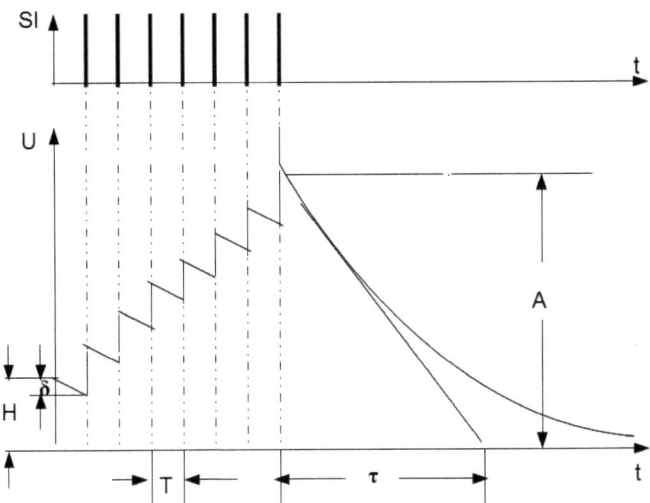

Фиг. 8 Временная диаграмма работы дельта-модулятора модели нейрона

Функция разряда емкости изменяется по закону $He^{-t/\tau}$. За время, равное периоду поступления импульсов T, конденсатор разрядится до величины $He^{-T/\tau}$.

Таким образом, за время T напряжение на конденсаторе при непрерывной серии заряжающих импульсов увеличится за такт на величину

$$\Delta = H\,(1 - e^{-T/\tau}) \tag{1}$$

Средняя скорость роста напряжения на конденсаторе равна

$$H\,(1 - e^{-T/\tau})/T \tag{2}$$

Таким образом, если обозначить $\max\ dU_.(t)/dt$ через V^+, то при выполнении условия:

$$H\,(1 - e^{-T/\tau})/\,T >= V^+ \tag{3}$$

отслеживание дельта-модулятором нейрона меняющегося входного сигнала не запаздывает.

Отсюда граничное значение величины τ равно

$$\tau = T/\ln(V^+T - H) \tag{4}$$

Дальнейшее увеличение величины τ при заданном значении V^+ бессмысленно.

Обозначим максимальную скорость уменьшения функции $U_.(t)$ через V^- ($V^- <= 0$).

29

Тогда для наилучшего отслеживания уменьшающегося сигнала на входе нейронного дельта-модулятора должно выполняться условие

$$V^- >= - A_0/ e^{-t/\tau} \tag{5}$$

где A_0 – величина напряжения на конденсаторе в момент начала разряда.

Преобразуя, получим неравенство $\quad |V^-/A_0| <= e^{-t/\tau}/\tau \tag{6}$

Если область задания определить следующим образом $\quad t \in [0,k\tau]$, то наихудшие условия для выполнения неравенства (6) будут иметь место в точке $t = k\tau$.

Тогда необходимо требовать выполнения условия

$$\ln |V^-/A_0| <= -k - \ln \tau \tag{7}$$

Чтобы обеспечить отслеживание дельта-модулятором спадающего сигнала $U^-(t)$ на всем интервале $[0,k\tau]$, преобразуя, получим:

$$e^{k+\ln|V^-/Ao|} <= 1/ \tau \tag{8}$$

$$\tau <= 1/e^k|V^-/A_0| = |A_0/V^-|e^{-k} \tag{9}$$

В результате получим требования к величине τ в виде двойного ограничения:

$$T/\ln(V^+T-H) <= \tau <= |A_0/V-|\, e^{-k} \tag{10}$$

где A_0, k можно задавать в виде параметров.

Если неравенство (10) не выполняется, то происходит запаздывание в отслеживании модулятором нейрона быстро меняющегося входного сигнала.

Пусть скорости изменения входного сигнала V^+ и V- неизвестны, тогда оптимальную величину τ определим из следующих соображений.

Пусть МС – математическое ожидание значения входного сигнала.

На фиг.9 показан случай, когда входной сигнал дельта-модулятора нейрона равен константе МС.

Наилучшее отслеживание постоянного сигнала на входе модулятора произойдет при условии, когда напряжение на выходе интегратора, образовавшееся после прихода очередного импульса, будет спадать за время 2Т до величины, которая была на этом выходе интегратора до прихода упомянутого импульса.

Так как выходное напряжение интегратора спадает по экспоненте $(MC + H/2)\, e^{-t/\tau}$, то справедливо равенство

$$(MC + H/2)\, e^{-2T/\tau} = MC - H/2 \tag{11}$$

Отсюда $\qquad\qquad e^{-2T/\tau} = (MC - H/2)/(MC + H/2) \tag{12}$

Логарифмируя, получим

$$\tau = 2T/\ln((MC + H/2)/(MC - H/2)) \qquad (13)$$

Заключение

В предыдущем параграфе показано, что частота выходной импульсации в установившемся режиме при оптимальном по отношению к диапазону изменений входных сигналов подборе электрических характеристик будет равна половине частоты синхронизации.

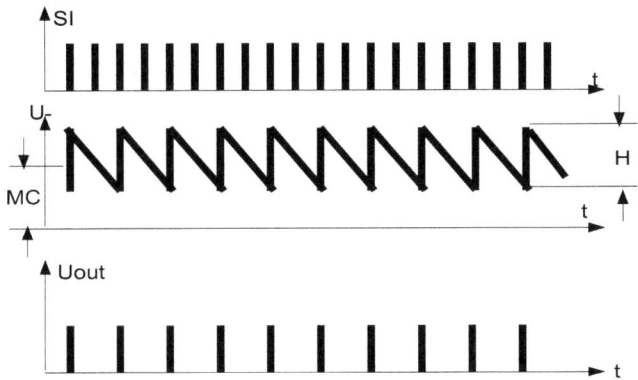

Фиг.9 Отработка дельта-модулятором постоянного сигнала на входе.

SI – синхронизирующие импульсы,

H – амплитуда импульса,

MC – среднее значение сигнала на выходе интегратора обратной связи,

U_{out} – сигнал на выходе дельта-модулятора,

Работа модели нейрона и физиологические эксперименты

Интересно сравнить поведение синтезированной модели нейрона с описаниями, имеющимися в литературе и характеризующимися поведение живого прототипа модели – нейронной клетки при различных входных воздействиях.

В описываемых электрофизиологических опытах в тело аксона вводится тончайший электрод, сигналы с которого фиксировались одновременно с регистрацией входных воздействий. Опыты проводились с сенсорными нейронами различных модальностей.

Рассмотрим реакцию нейрона на скачкообразное входное воздействие. Широкие возможности манипуляции входными сигналами с одновременной регистрацией результирующего сигнала делают предпочтительной модель нейрона, реализованную в виде алгоритма и программы компьютера, хотя, как видно из ее схемы, модель легко воспроизводится в виде электрического устройства.

Скачкообразное изменение входного воздействия на нейрон имитируем скачкообразным изменением сигнала $U^+(t)$ (см. схему на фиг. 6). Характер изменения сигнала $U^+(t)$ будем менять в соответствии с характером входных воздействий, описанных в физиологических экспериментах.

Например.

При изучении работы холодового рецептора (в работе [8] стр.49) входное воздействие соответствовало кривой на фиг. 10a. Опыты проводились над холодовыми рецепторами кожи морды хомяка.

При изучении работы механорецепторов (в работе [7] стр.98) входное воздействие соответствовало кривой на фиг. 10c. Опыты проводились при ступенчатом растягивании мышечных волокон рака.

Перечисленные типы скачкообразного входного воздействия были использованы при задании функции $U^+(t)$ при анализе работы машинной модели нейрона.

Результирующая "вычисленная" импульсная активность нейрона имела вид для оценки работы холодового нейрорецептора по фиг 10b, а для оценки работы механорецепторов – по фиг. 10e.

Кроме того, для оценки "типичного" поведения рецептора чувствительной клетки при скачкообразном раздражении входное воздействие менялось по примеру из работы [9] стр.70 по фиг.10c.

Вычисленный ответ "типичного" нейрона приведен на фиг.10d.

Интересно, что принципиальные формы изменения во времени функции обмена веществ в нейрорецепторе (F_m) при скачкообразных уменьшениях и увеличениях силы раздражения (F_{ir}), приведенные на фиг.11 из работы [9] стр.149, совпадают качественно с "типичным" поведением нейрорецептора при подобных сигналах на входе.

"Период молчания" нейрона соответствует латентному периоду.

На основании сравнения вычисленных и реальных (взятых из цитируемой литературы) выходных сигналов, соответствующих одинаковым входным воздействиям, можно сделать следующие выводы:

1. Динамика изменения импульсной активности нейрона при скачкообразном входном воздействии в электрофизиологических экспериментах качественно совпадает с результатами машинного моделирования.

2. После окончания переходного процесса адаптации модели скачкообразному входному сигналу частота выходных импульсов нейрона на модели всегда равна половине частоты синхронизирующих импульсов.

Поскольку такое сочетание частоты импульсов на выходе нейрона и синхронизирующих импульсов возможно только при отсутствии изменений сигнала на его входе (состояние относительного покоя), то оправданно считать, что величина частоты синхронизирующих импульсов, попадающих на вставочные нейроны, равна $2f_\alpha$, где f_α - частота альфа-ритма, наблюдаемого только в состоянии покоя и характеризующего вставочные нейроны.

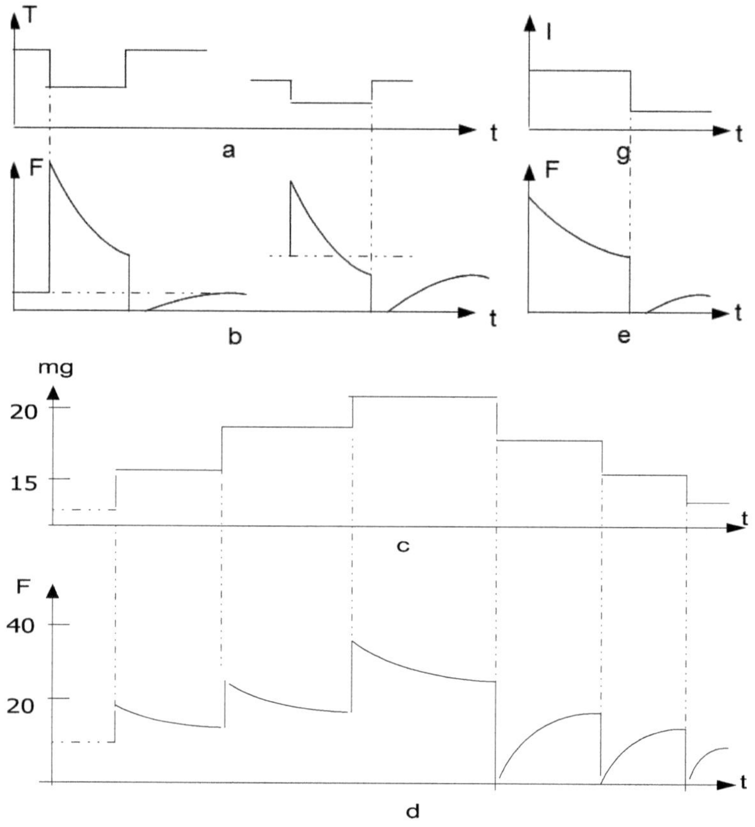

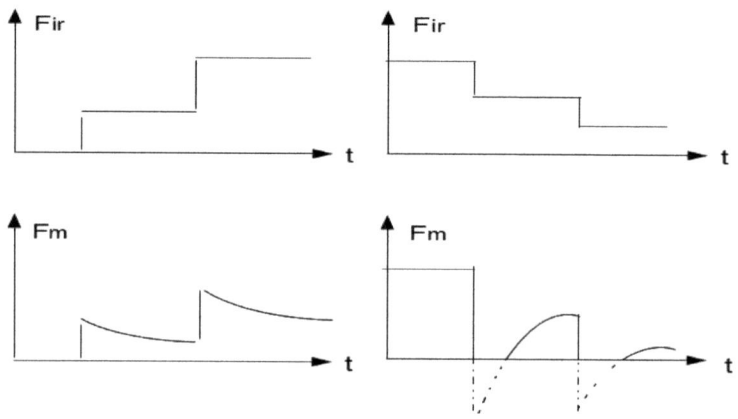

Фиг.10 Реакция рецепторного нейрона на скачкообразное воздействие.

Фиг.11 Характер обмена веществ в нейроне при ступенчатом входном воздействии.

Заключение

В предыдущем параграфе известные автору из литературы описания результатов электрофизиологических опытов сравнивались с результатами функционирования машинной модели нейрона при имитации скачкообразных воздействий.

Качественное совпадение изменений частоты выходной импульсации нейрона при машинном и электрофизиологических экспериментах указывает на адекватность модели живому прототипу.

Построение персептрона с двухуровневой памятью и временным уплотнением каналов обработки информации

Используя данные анализа работы лимбической системы мозга, синтезированную модель нейрона и описание персептрона Ф.Розенблата [11], построим модель персептрона с улучшенными по сравнению с прототипом характеристиками, приближающими ее к живому прототипу.

Персептрон может быть использован в исследованиях нервной системы как запоминающего устройства и как устройство, перерабатывающее информацию. Кроме того, его можно использовать при построении распознающих и обучающих систем самого разного назначения.

Удобнее всего описать его как устройство для распознавания изображений. Блок-схема персептрона Ф.Розенблата приведена на фиг.12, где
S – сенсорные элементы, A_i – ассоциативные элементы, R_j – решающие элементы, max – блок выбора максимума.

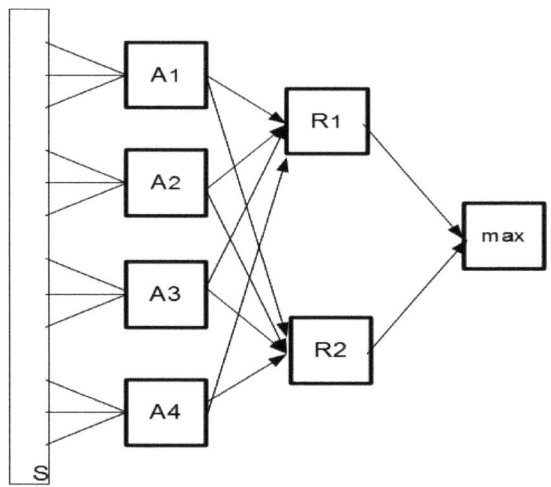

Фиг.12 Блок-схема персептрона Ф.Розенблата

Распознаваемое изображение проектируется на "сетчатку", состоящую из светочувствительных S–элементов. Сигналы с выходов S–элементов поступают на входы ассоциативных А-элементов. Каждый А-элемент представляет собой линейное пороговое устройство. Сигнал на его выходе может быть выражен с помощью пороговой функции $D(x)$

$$A = D\left(\sum_i a_i S_i - \theta\right) \qquad \begin{aligned} D(x) &= 0, \text{ если } x \leq 0 \\ D(x) &= 1, \text{ если } x > 0 \end{aligned}$$

$-\infty < A_i < +\infty \qquad (a_i - \text{коэффициент связи})$

Сигнал A можно рассматривать как некоторый вторичный признак, который представляет собой укрупненную по сравнению с сигналами S–элементов характеристику распознаваемого изображения.

Персептрон содержит много A-элементов, отличающихся друг от друга тем, с какими S–элементами они связаны и каковы значения коэффициентов связи a_i и порога θ.

Ф.Розенблат предложил выбирать связи A-элементов с сетчаткой случайным образом (с некоторыми ограничениями). Считая персептрон моделью определенных участков мозга человека, Розенблат тем самым предполагал, что и мозг вначале имеет случайную структуру, а лишь в процессе обучения в нем формируются необходимые связи.

Выходы A-элементов связаны с входами решающих R-элементов, число которых равно числу классов изображений, которые должен различать персептрон.

Сигналы A-элементов после умножения на весовые коэффициенты λ_{jk} (или короче веса), характеризующие связи A-элементов с R-элементами, суммируются последними.

Сигнал на выходе k-го R-элемента равен $R_k = \sum_j \lambda_{jk} A_j$,
где λ_{jk} - вес связи j-го A-элемента с k-ым R-элементом;

A_j – выходной сигнал j-го A-элемента.

Решение о принадлежности изображения к определенному классу принимается в пользу того класса, для которого суммарный сигнал R_k, соответствующей группы превышает суммарные сигналы других групп.

Обучение персептрона заключается в следующем. На сетчатку поочередно проектируются различные изображения. Для каждого из них человек-учитель указывает, к какому классу оно принадлежит. Если решение, найденное персептроном, совпадает с указанием учителя, то веса остаются неизменными. Если же персептрон ошибочно относит изображение k-го класса к какому-либо другому классу, то веса возбужденных элементов в k-ой группе уменьшаются, а в других группах – увеличиваются.

Персептрон со случайными связями после достаточно продолжительного обучения может осуществлять правильное распознавание с вероятностью значительно превышающей вероятность случайного отгадывания, только в тех случаях, когда изображения одного класса возбуждают главным образом одни и те же группы R-элементов.

Для того, чтобы персептрон мог решать более сложную и практически полезную задачу распознавания изображений независимо от их переноса на сетчатке, связи А-элементов с сетчаткой должны быть определенным образом организованы.

В персептроне должны присутствовать только наборы таких А-элементов, связи которых с сетчаткой получаются в результате всевозможных переносов точек присоединения к сетчатке связей какого-либо А-элемента.

Сигналы А-элементов можно рассматривать как некоторые вторичные признаки. Каждому изображению соответствует точка в пространстве этих вторичных признаков, которое для краткости назовем А-пространством. Решение, вырабатываемое персептроном, получается путем сравнения величин R_k , линейных относительно A_j , то есть путем определения знака разности каждой пары $R_k - R_l$.

Следовательно, персептрон осуществляет линейное разделение в пространстве. Поэтому можно утверждать, что персептрон можно обучить решению той или иной задачи распознавания, если соответствующие классы сигналов являются линейно разделимыми в А-пространстве.

Замечательной особенностью персептрона является его способность сравнительно быстро находить в процессе обучения разделяющие гиперплоскости. Математическое исследование процесса обучения в персептроне показывает, что этот процесс почти не отличается от самого совершенного из известных методов проведения разделяющей гиперплоскости, наиболее удаленной от точек двух заданных множеств [11].

Хотя живым прототипом своего персептрона Ф.Розенблат считал мозг, его модель может быть существенно дополнена.

Интересно построить на нейронных элементах, описанных выше, персептрон, обладающий частично свойствами лимбической системы мозга, в частности, обеспечивающий функциональную связь оперативной и долговременной памятью. Кроме того, следует придать смысл (в рамках описываемой модели) кольцевым нейронным цепям, обнаруженным в структурах мозга. Далее (и самое главное), поскольку каждый вставочный нейрон участвует в обработке полифункциональной информации, желательно сохранить это свойство в синтезируемой схеме.

Поставленные цели достигаются тем, что:

- работа всех нейронных элементов синхронизируется единым источником тактовых импульсов;

- обработка сенсорной информации одной модальности всегда производится в одном и том же фазовом промежутке времени относительно начала каждого периода следования тактовых импульсов;

- оперативная информация со всех сенсорных входов циркулирует по замкнутому кольцу с задержками, связанными с числом предъявлений исходной информации на сенсорных входах;

- переход информации из оперативной памяти в долговременную осуществляется после сравнения ее содержания с информацией буфера, связанного с долговременной памятью. На выход упомянутой схемы сравнения проходит только та часть информации, которая характеризует разницу информационных картин (новизну оперативной информации).

Итак, блок-схема персептрона приведена на фиг. 13, блок-схема буфера кольцевой линии задержки – на фиг.14.

Блок-схема синтезированного устройства состоит из генератора синхронизирующих импульсов (1), соединенного с фазовым кольцевым распределителен (2). Каждый фазовый выход кольцевого распределителя (2) связан с тактовым входом афферентных нейронов (3). Сенсорные входы афферентных нейронов (3) связаны с рецепторами (4) соответствующей модальности. Выходы афферентных нейронов (5) независимо от модальности подключены одновременно к каждому входу ассоциативных (вставочных) нейронов (6). Все выходы ассоциативных нейронов (6) соединены с входным блоком буферной памяти первой кольцевой линии задержки (7).

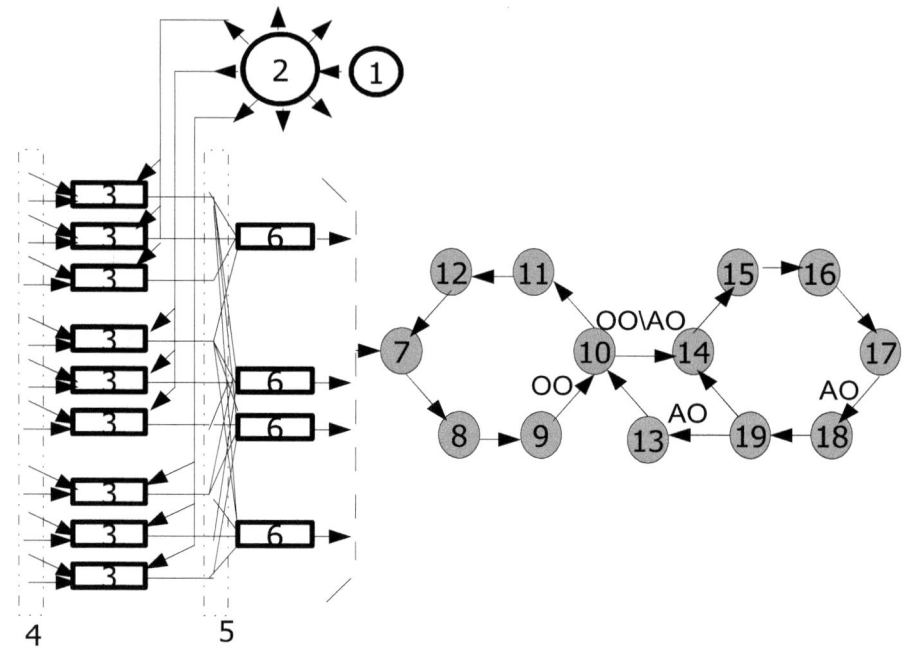

Фиг. 13 Персептрон

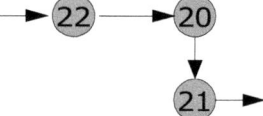

Фиг.14 Буферный блок

В кольцо, образованное последовательно соединенными блоками буферной памяти (7-9), схемой сравнения (10), блоками буферной памяти (11,12) на блок (10) кроме оперативной информации от блока (9) поступает информация от соединенного с ним буфера долговременной памяти (13). Выход блока (10) связан не только с буферным блоком левого кольца (11), но и с буферным блоком правого кольца. Блоки (14-19), последовательно соединенные друг с другом, и образуют вторую кольцевую линию задержки. Блок (18), соединенный с блоком (17) и (19), является блоком долговременной памяти. Блок (19), кроме блока (14), связан с буфером долговременной памяти (13). Все блоки (кроме 18, 10, 13, 19), составляющие упомянутые кольцевые линии задержки, можно функционально расчленить на подблоки по фиг.13 , где (20) –

счетчик числа предъявлений повторяющейся информации, (21) – схема разрешения переписи информации из буфера в буфер по кольцевой линии, (22) – собственно буфер памяти (т.е. это блок из множества (7-9, 11, 12, 14-17)).

Чтобы не загромождать фиг.13, это расчленение буферного блока вынесено на фиг. 14.

Каждый выход кольцевого фазового распределителя (2) является источником тактовых импульсов для упомянутой модели нейрона.

Рассмотрим работу представленного устройства.

Генератор тактовых импульсов (1), синхронизирующий работу всей схемы, подает импульсы на кольцевой фазовый распределитель (2). Частота генератора – максимальная частота, встречающаяся в живом организме. Для человека это примерно 600-800 герц. Эта частота отличается от индивидуума к индивидууму и испытывает флуктуации в зависимости от целого спектра причин у одного человека. Ритм, задаваемый этим пейсмекером, уместно считать основным биологическим ритмом организма. Подробнее о происхождении синхронизирующего ритма см. в параграфе "Синхронизация работы персептрона".

Итак, тактовые импульсы генератора (1) с помощью кольцевого фазового распределителя (2) проходят с разной фазой на нейроны разных модальностей (3), синхронизируя их работу.

Выше сказанное означает, что в течение каждого цикла работы кольцевого фазового распределителя (2) мозг поочередно (не одновременно) обрабатывает информацию слуховую, обонятельную, осязательную, терморецепторов, зрительную синего цвета, зрительную красного цвета, зрительную желтого цвета, отдельно для одного глаза, отдельно для другого, от интерорецепторов каждой модальности и так далее. В какой-то момент времени мозг подключен к мыслительной работе, в другой – теми же вставочными нейронами к управлению, скажем, не менее важным процессом мочеиспускания. То есть ассоциативные (вставочные) нейроны (6) поочередно циклически обрабатывают сенсорную информацию всех модальностей. Роль синхронизатора для них выполняет, как уже указывалось, генератор импульсов (1), связанный с кольцевым фазовым распределителем (2).

Особенность его работы в том, что он имеет столько выходов, сколько временных каналов в организме. Выходные каналы распределителя (2) активизируются в цикле по очереди. Частота импульсов на каждом выходе фазового распределителя f_k связана с частотой основного биоритма f_0

соотношением $f_0=kf_k$, где k – число временных каналов. Фаза серии импульсов, идущих по одному каналу, уникальна для этого канала и отличается от фазы соседнего канала на величину 1/ f_0. Все выходы афферентных нейронов вне зависимости от модальности входных сигналов параллельно обрабатываются ассоциативными нейронами (6). Такая связь осуществлена для повышения надежности обработки информации. При таком соединении прекращение работы всех ассоциативных нейронов кроме одного не нарушает работы схемы (вспомним Луи Пастера, успешно трудившегося с удаленной большой частью мозга).

Таким образом, каждый ассоциативный нейрон обрабатывает поочередно информацию от всех афферентных нейронов.

Выходы от всех ассоциативных нейронов (6) связаны с блоком (7) – входным блоком буферной памяти первой кольцевой линии задержки, осуществляющим запоминание пространственно-временного кода, который для краткости в дальнейшем будем именовать Оперативный Образ (ОО).

Если раздражители, соответствующие ОО, предъявляются системе несколько раз, то происходит сдвиг информации из буфера памяти (7) в буфер памяти (8). Еще после нескольких предъявлений на сенсорных входах раздражителей, соответствующих ОО, запомненная информация сдвигается из буфера памяти (8) в буфер памяти (9) и так далее по кольцу. Поэтому каждый буфер памяти (7,8,9,11,12) и т.д. снабжен счетчиком числа предъявлений информации, соответствующей ОО (20) и схемой разрешения (21) на перепись ОО в следующий по кольцу буфер, если число предъявлений превышает заданную константу. На фиг.16 изображена блок-схема блока буферной памяти (под обобщенным номером (22)), составленная из уже упомянутых блоков (20) и (21).

Кольцо, по которому передвигается оперативная информация, обнаружено морфологически и в нейрофизиологии называется кольцом Papez'a.

Реально в лимбической системе мозга, куда входят два кольца Papez'a при передаче информации от буфера к буферу (в терминах нейрофизиологии – от ядра к ядру) наряду с передачей происходит и соответствующая фильтрация информации, но моделировать эти действия – не входит в функции представленной модели.

В блоке (7) ОО, циркулирующий по кольцу, корректируется вновь поступающей информацией. В блоке (10) сравниваются ОО, циркулирующий в первом круге Papez'a, и Образ из долговременной памяти (18), переданный через буфер долговременной памяти (13). Информацию, извлеченную из долговременной памяти уместно для краткости назвать архивной и сокращенно записывать как АО (Архивный Образ).

На выход схемы сравнению (10) пропускается только информация, которая характеризует разницу соответствующих ОО и АО, т.е. новизну ОО по сравнению с АО. На вход блока (14) проходит информация, характеризующая разницу между АО, извлеченным из памяти (18) и циркулирующим от (18) к блокам (19,13,14) и АО текущим, сформированным в результате работы блока сравнения (10) и блока (14). Информация, соответствующая этой разнице, циркулирует от блока (15) к блоку (16,17) и корректирует АО в долговременной памяти (18). ОО от блока (7) после соответствующего числа предъявлений через блок (8) и (9) попадает на схему сравнения (10).

Поскольку персептрон моделирует некоторые функции лимбической системы мозга, с тем, чтобы сохранить структурную связь построенной модели с живым прототипом, целесообразно привести список соответствий между блоками персептрона и образованиями лимбической системы по [1].

Структурное образование ЛСМ	Номер блока персептрона
Первый круг Papez'a	
понтобульбарный отдел ретикулярной формации	7
мезенцефалический отдел ретикулярной формации	8
медиальное ядро септума	9
поля гиппокампа	10,14
латеральное ядро септума	11
гипоталамус	12
Второй круг Papez'a	
маммилярные ядра	15
передние (лимбические) ядра таламуса	16
цингулярный отдел лимбической коры	17
неокортекс	18
энторинальный отдел лимбической коры	19
зубчатая фасция	13

Безусловно, что каждая версия модели персептрона как части мозга, отражает ограниченный уровень представлений ее конструктора о функционировании ЛСМ. Поэтому коррекция приведенной схемы будет зависеть от дальнейшего биоинженерного осмысливания сути процессов переработки информации, осуществляемой мозгом.

В защиту предложенной блок-схемы персептрона как модели функционирования части мозга отдельно будут перечислены физиологические наблюдения, подтверждающие правильность основных принципов, заложенных в схему модели.

Для идеологического подкрепления основных идей, заложенных в предложенную модель, перечислим наблюдения нейрофизиологов, подтверждающие на взгляд автора, принцип фазового разделения функций управления в ЦНС.

Согласно представлениям М.Н.Ливанова "для формирования и реализации заученных реакций принципиальное значение имеет установление синхронизации между различными участками коры на частоте тета-ритма, а также возникновение фазовой когерентности между ними" (стр.159 [1], [29]).

"Прямая зависимость тета-волн в гиппокампе от ритмических разрядов нейронов септума была выявлена методами корреляционного анализа, показавшего, что для каждой клетки септума разряд происходит в постоянном временном отношении к определенной фазе тета-волн" (стр.167 [1]).

"Нейроны септума с их ритмической активностью и возможностью широкого влияния на всю дендритную систему пирамид поля гиппокампа CA_3 предположительно играют роль синхронизатора при взаимодействии встречных потоков возбуждения. Ритмически модулируя состояние дендритной системы, они могут создавать условия, при которых взаимодействию (сравнению) подлежат сигналы, приходящие в строго определенные дискретные интервалы времени" (стр.251 [1]).

Возможно, что септум играет роль синхронизирующего устройства, которое ритмически регулируя возбудимость дендритной системы пирамид CA_3, создает условия для того, чтобы сравнению подлежали только сигналы, приходящие в определенные микроинтервалы времени" (стр.267 [1]).

В 1920 году Форбс сообщил, что в ЦНС наряду с разомкнутыми нейронными цепями существуют сложные замкнутые цепи. Эти самостимулируемые реверберирующие замкнутые цепи, возможно, лежат в основе кратковременной памяти (стр. 133 [28]).

В 1957 году Экклс предположил, что реверберирующие замкнутые нейронные цепи являются источником возникновения альфа-ритма ([31]).

Поскольку автор не претендует на оригинальность схем, реализующих функции "выработки сигнала разницы информации", "передачи новизны", "приема информации с двух различных направлений" и т.п., перечислим некоторые ссылки.

Модель фильтра новизны изложена, например, на стр.165,221 [27].

Методы сравнения образов приведены, например, на стр. 142 [27].

Алгоритм работы детектора новизны изложен, например, на стр. 158 [27].

Поскольку биологическая память является ассоциативной и распределенной (системная модель ассоциативной памяти изложена на стр. 19 [27]), то примеры технической реализации процесса записи (коррекции) и считывания долговременной информации можно взять, например, на стр.38 [27].

Поскольку у каждого нейрона множество входов, и они могут принимать и обрабатывать информацию параллельно с двух (и большего числа) различных направлений, то прием информации с нескольких направлений технически осуществляется уже на модели одного нейрона.

Для лучшего понимания работы персептрона покажем взаимосвязь двух слоев фрагмента персептрона (фиг.15а). На фиг. 15б дополнительно показан характер связей нейронов первого и второго слоя персептрона.

Опишем схему на фиг. 15а в статике.

Генератор синхронизирующих импульсов (1) соединен с кольцевым фазовым распределителем импульсов (2), схемой управления обучением персептрона (УО), входами схем совпадения нейронов второго слоя (6).

Каждый выход кольцевого фазового распределителя (2) соединен со схемами совпадения группы нейронов первого слоя (3), общим свойством которой является обработка информации одной модальности.

Выход каждого нейрона первого слоя (3) соединен с возбуждающими входами половины нейронов (приблизительно) второго слоя и одновременно с тормозящими входами другой половины нейронов второго слоя (6).

Характер этих связей иллюстрируется фиг. 15б, где тормозящие входы помечены точкой на правом конце ребра графа связи.

Все входы нейронов первого слоя (3) и выходы нейронов второго слоя (6) подсоединены к устройству управления обучением персептрона (УО), которое связано с переменными сопротивлениями тормозящих и возбуждающих входов нейронов обеих слоев (3 и 6).

Опишем дополнительно работу устройства с учетом фиг. 13.

Все нейроны первого слоя (3), как уже упоминалось, поделены на функциональные группы, каждая из которых специализируется на обработке информации одной модальности. Опрос каждой такой группы происходит синхронно в момент выходе появления импульсов на соответствующем выходе кольцевого фазового распределителя (2).

Работа нейронов второго слоя (6) также синхронизируется генератором синхронизирующих импульсов (1). Если бы кольцевой фазовый распределитель (2) имел бы единственную фазу на выходе, совпадающую с фазой синхронизирующих импульсов генератора 1, т.е. все нейроны первого слоя были бы объединены в единую группу по фазе обработки их информации, то работа персептрона практически не отличалась бы от известных схем. Фазовое разделение обработки информации на нейронах первого слоя (3) позволяет на нейронах второго слоя (6) получать "решения", касающихся классификации Образов, принимаемых каждой отдельной группой нейронов первого слоя (3).

Кроме того, при "связанных" Образах, появляющихся перед соседними по фазе группами нейронов первого слоя динамическая импульсная картина на выходе нейронов второго слоя (6) в состоянии отразить эти связи. Но в этом случае требуется более сложная математическая обработка выходной информации.

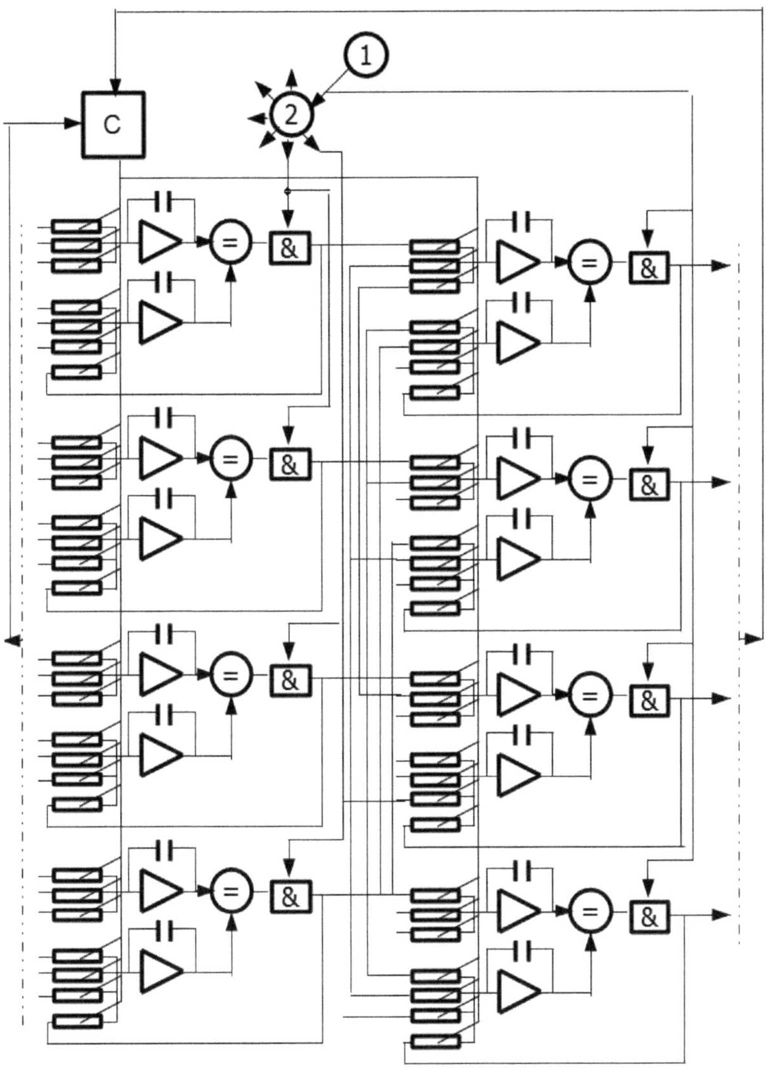

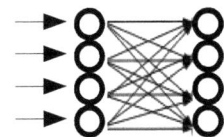

Фиг.15а Персептрон (два слоя нейронов)

Фиг.15б Характер связи нейронов двух соседних слоев

Роль управляющего устройства (УО) сводится к итеративному вычислению таких значений переменных сопротивлений на входных интеграторах нейронов обоих слоев, чтобы персептрон был в состоянии правильно классифицировать поступающие на его вход Образы. В качестве УО всегда выступает программа компьютера, алгоритм работы которой описывается итеративной процедурой "согласования" классифицирующей нейронной сети.

Этот алгоритм адаптивного "согласования" (алгоритм обучения персептрона) известен [26] и используется для разделения классов входных образов, удовлетворяющих гипотезе компактности. В роли "учителя" может выступать человек или другая, точно распознающая, но, скажем, более дорогая система.

Заключение

В предыдущем параграфе приведена персептронная модель распознавания, обучения и памяти в ЛСМ. Персептрон, построенный на нейронных элементах, рассмотренных ранее, имеет единую синхронизацию и позволяет распознавать информацию, поступающую в разные фазовые промежутки времени. Синтезированная модель обучения и памяти в ЛСМ является инженерным комментарием к известной ее структуре.

Источник синхронизации нейронной сети и его живой прототип

Ритм, задаваемый импульсами от генератора синхронизации в живом организме, назван основным биологическим ритмом организма. Имеет смысл изложить две основные гипотезы относительно природы этого генератора.

Первая гипотеза заключается в следующем. Н.Винер [11] предположил, чо в мозге имеются своего рода нелинейные автоколебательные осцилляторы (до Н.Винера гипотеза об осцилляционной природе структурных элементов нервной ткани была выдвинута Б.Б.Кашинским [13]).

Вообще говоря, известные структурные элементы мозга уже могут служить источником синхронизирующих колебаний. Иллюстрацией к этому является машинный эксперимент, описанный на стр.158 [2], и проведенный Аниносом.

В упомянутой работе описана детерминированная нейронная сеть, структура связей которой определялась матрицей коэффициентов связи, элементы которой принимают нулевые или ненулевые значения в зависимости от наличия или отсутствия связи между отдельными нейронами. Ненулевые элементы матрицы связи характеризуют в зависимости от знака соединение одного нейрона с возбуждающим или тормозящим входом другого. Если коэффициент связи между нейронами равен нулю, то между данной парой нейронов отсутствует синаптический контакт. Размерность матрицы связи, т.е. количество нейронных элементов нейронной сети, также задавалось параметрически. Сети образовывались популяциями из 200-1000 нейронов. Динамика такой нейронной сети рассматривалась как марковский процесс. Каждый нейрон мог находиться в трех состояниях: покоя, возбуждения и абсолютной рефрактерности.

После первоначального возбуждения отдельных нейронов все нейроны, которые имеют синаптический контакт с ними, получают возбуждающие или тормозящие сигналы в зависимости от характера существующей между ними связи. Все приходящие на нейрон сигналы алгебраически суммируются, определяя текущее значение уровня возбудимости данного нейрона. По достижению пороговой величины, свойственной данному нейрону, он сам становится источником возбуждения. Если приход сигналов совпадает с абсолютным рефрактерным периодом нейрона, то последний никак не реагирует на них.

В машинном эксперименте с помощью датчика случайных чисел устанавливались значения коэффициентов матрицы связи, тем самым определялась топология нейронной сети. Для каждого варианта сети анализировалась динамика ее поведения во времени.

"Обширные эксперименты по имитации поведения нейронной сети на вычислительной машине позволили установить четко выраженную способность ее к порождению самоподдерживающейся активности циклического типа" [2]. На фиг.16 приведена кривая активности нейронной сети, полученная путем подсчета общего числа возбужденных нейронов сети в данный временной такт. Каждый тип циклических осцилляций определяется в основном количеством тормозящих входов, порогом возбуждения, плотностью межнейронных контактов. Сети из 150 и менее нейронов были не способны поддерживать незатухающую активность.

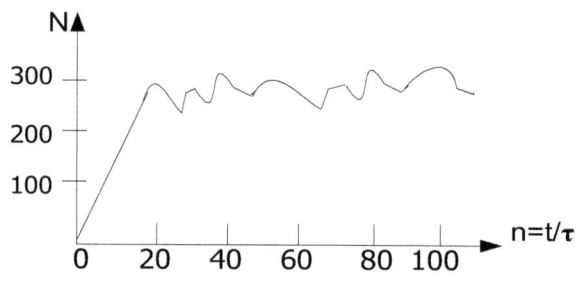

Фиг.16 Кривая активности нейронной сети.

По оси ординат N – число возбуждающих клеток

По оси абсцисс – n=t/τ, где **τ** - синаптическая задержка (шаг дискретности) нейрона

Физически на мембране нервной клетки происходит следующий процесс. Более быстрые электроны, хаотично двигаясь, пересекают мембрану. Малоподвижные ионы диффундируют медленнее, в результате чего по разные стороны мембраны оказываются разные по заряду ионы, между которыми появляется электрическое поле. Под действием этого поля подвижные электроны перемещаются через мембрану в сторону положительно заряженных ионов, дырки – в другую сторону. Располагающиеся вблизи мембраны носители образуют слои, которые начинают препятствовать дальнейшему переходу носителей через мембрану, пока движение не прекратиться совсем. Электрическая толщина такого энергетического зазора неодинакова. Всегда найдется одно более тонкое место. Там электрическое поле может стать столь большим, что вызовет пробой, короткое замыкание слоев. Так как при этом электроны быстро перераспределяются, исчезает запирающий слой, и накопившиеся ионы свободно проходят через "ворота". Клетка возвращается в первоначальное состояние, а затем все повторяется вновь.

Если по обе стороны мембраны поместить электроды, подсоединенные к электрометру, он покажет нарастание потенциала, а затем резкий скачок – импульс. Этот процесс спонтанный, клетка генерирует импульс в момент, определяемый ее состоянием.

Это известное объяснение физики работы нервной клетки понадобилось для того, чтобы показать возможный механизм синхронизации работы нейронов.

Конденсатор, образованный энергетическими слоями мембраны характеризуется определенным значением диэлектрической постоянной, которая не может не зависеть от состояния среды.

В машинном эксперименте с детерминированной сетью нейронов, описанном страницу назад, было показано, что для любой топологии нейронной сети (с некоторыми ограничениями) свойственны периодические колебания ее активности. Эти колебания активности, характеризующие динамику обменных процессов сети, оказывают динамическое влияние на величину диэлектрической проницаемости мембраны и могут являться синхронизирующими даже для нейронов, электрически не связанных с реверберирующей группой. Это один из возможных способов осуществления "малой связи" в динамических системах.

Следует указать также на возможный источник синхронизирующего ритма, помещенный в ядрах таламуса [21]. Не исключено, что этот осциллятор электрически воздействует на электропроводную кровь, так что эти импульсы можно зарегистрировать даже в пульсовой волне (частота около 1000 герц). Исторически сложилось, что повсеместно распространенные кардиографы имеют полосу пропускания до 100 герц. В результате высокочастотная модуляция кардиопульса до сих пор не регистрировалась.

Особенностью этой частоты является совпадение ее значения с известными максимальными частотами, регистрируемыми в головном мозге. Эта частота испытывает флуктуации у одного человека за время наблюдения (минуты) и отличается от человека к человеку. От этой частоты зависит скорость обработки поступающей в организм информации.

Синхронизация работы нейронной сети

Важно отметить, что хотя в модели нейрона (фиг. 6) внешний генератор синхронизирующих импульсов электрически соединен с каждым нейроном также как, скажем, электрический утюг с сетью, в живом прототипе подобные связи, осуществляемые с целью синхронизации, по-видимому, отсутствует.

Прежде чем говорить о связях источника синхронизации с объектами синхронизации, сделаем несколько замечаний о синхронизации вообще.

Синхронизация представляет собой одну из форм самоорганизации материи и определяется как свойство материальных объектов самой различной природы вырабатывать единый ритм совместного существования, несмотря на различие индивидуальных ритмов и на подчас крайне слабые взаимные связи (Блехман И.И. [14]).

Первым описанием самосинхронизации динамических систем с малыми связями является описание Х.Гюйгенса (более 330 лет назад) следующего опыта [14]. Если двое маятниковых часов, ходивших по-разному, подвесить к общей подвижной балке, то они начинают ходить совершенно одинаково (синхронно).

Само собой разумеется, что самосинхронизация как явление свойственна не только механическим, а всем динамическим системам при определенных условиях. Явления синхронизации в динамических системах с малыми связями между элементами математически подробно обоснованы в монографии И.И. Блехмана [14]. Там же, а также и в другой книге того же автора [15] приведены примеры многочисленных явлений синхронизации в биологии и медицине.

Так называемые слабые взаимные связи между нейронами мозга могут осуществляться через электропроводные кровь и лимфу, так что для приведения в состояние синхронизма наличие прямых связей ("проводов") между нейронами не обязательно. Достаточно наличия периодических колебаний в составе биохимии среды.

Интересно, что кроме внутренней синхронизации между нейронами, возможна и синхронизация от внешнего источника, если параметры его колебаний близки или кратны частоте внутренней синхронизации.

Известен факт захватывания альфа-ритма внешним источником возмущения (вспышками света) с частотой около 10 гц (стр.92 [2]). Еще более интересно, что такое захватывание альфа-ритма происходит и при воздействии импульсным светом только на руки испытуемых, подобранных случайным образом (испытуемые света не видят).

Другим примером внешней синхронизации является следующий опыт. К металлическому листу, подвешенному параллельно потолку, подводится переменное напряжение величиной 400 в. Пол заземлен. При частоте около 10 гц у человека, находящегося в комнате, возникают "определенно неприятные ощущения" [2].

Таким образом, можно считать, что нейронам, так же как и другим объектам материального мира свойственно явление синхронизации как внутренней (самосинхронизация), так и внешней.

Заключение

Наличие синхронизации в живых системах – неоспоримый факт. Автор всего лишь собрал известную информацию применительно к синтезированной модели.

Период циклической работы временного канала

Высказанное ранее утверждение о работе временного канала обработки вставочным нейроном унимодальной информации предполагает:

короткий микропериод активности в переработке нейроном информации, характерной для рассматриваемого канала,

а затем длительную паузу, в течение которой те же нейроны заняты обработкой информации, характерной для других временных каналов,

затем нейрон снова приступает к обработке информации рассматриваемого временного канала.

Удобнее всего рассматривать зрительный временной канал, так как по нему накоплено наибольшее количество экспериментального материала.

Попытаемся на основе фактического материала вычислить период циклической работы зрительного канала. За основу возьмем тахистоскопические исследования опознания зрительных образов, подробно рассмотренные в работе [17] стр.122.

На фиг. 17 изображены временные характеристики зрительного опознания образов различной геометрической сложности.

Ось абсцисс градуирована в миллисекундах времени, необходимого на опознание. По оси ординат отложено количество воспринимаемой информации в битах.

Необходимо помнить, что время опознания складывается из времени первичной обработки зрительной информации и времени на принятие решения. Последнюю составляющую автору пока оценить затруднительно, и она, по-видимому, составит основную погрешность ниже описываемого определения значения искомого периода.

В качестве математической основы для последующих рассуждений возьмем классическую задачу Бюффона, изложенную на стр.38 [19].

Перескажем ее с целью дальнейшего видоизменения.

Пусть плоскость разграфлена параллельными прямыми, отстоящими друг от друга на расстоянии 2**a**. На плоскость наудачу бросается игла длины 2L (L < **a**).

Найти вероятность того, что игла пересечет какую-либо прямую (фиг. 18).

Обозначим через **x** расстояние от центра иглы до ближайшей параллели и через φ угол, составленный иглой с этой параллелью. Величины **x** и φ полностью определяют любые положения иглы, которые определяются точками прямоугольника со сторонами **a** и **π**.

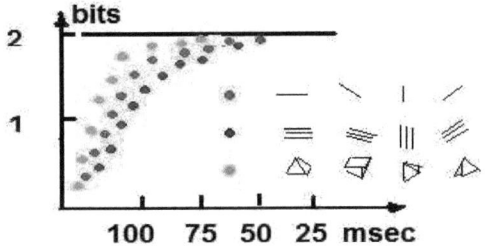

Фиг. 17 Зависимость количества полученной информации от времени опознания.

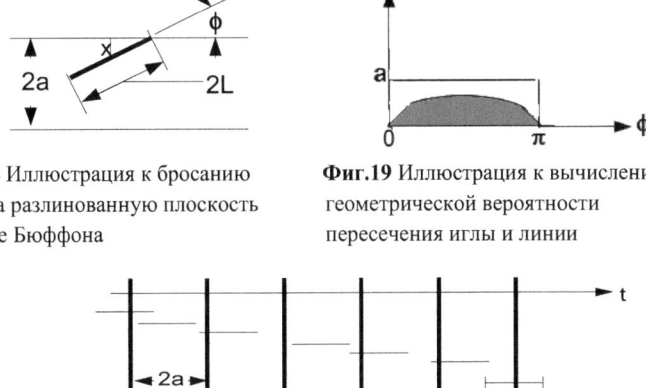

Фиг.18 Иллюстрация к бросанию иглы на разлинованную плоскость в задаче Бюффона

Фиг.19 Иллюстрация к вычислению геометрической вероятности пересечения иглы и линии

Фиг.20. Примеры расположения на временной оси времени опознания зрительного образа. Вертикальные полосы отмечают период активности временного зрительного канала.

Из фиг. 20 видно, что для пересечения иглы с параллелью необходимо и достаточно, чтобы выполнялось неравенство **x** <= L sin φ.

Искомая вероятность в силу сделанных предположений равна отношению площади закрашенной на фиг. 19 области к площади прямоугольника

$$p = 1/a\pi \int_0^\pi L\sin\phi\, d\phi = 2L/a\pi$$

Изменим условия задачи Бюффона. В качестве "иглы" возьмем отрезок времени предъявления зрительного образа наблюдателю. В качестве параллельных прямых возьмем перпендикуляры к горизонтальной оси времени, отстоящие друг от друга на величину искомого периода работы временного канала. "Толщина" каждого перпендикуляра равна доле времени в периоде, соответствующей обработке зрительной информации в одном временном канале. Ввиду малости этой доли "толщиной" перпендикуляра пренебрегаем.

Естественно, что если игла в задаче Бюффона могла при бросании поворачиваться под любым углом к параллельным линиям на плоскости, то в нашем случае этот угол тождественно равен 90°, то есть отрезок времени предъявления зрительного образа наблюдателю всегда накладывается на временную ось, см. фиг. 20. При этом предполагается, что начало этого отрезка равномерно распределено на искомом периоде.

На фиг. 20 горизонтальные отрезки, вынесенные для наглядности параллельно временной оси, показывают различные по длине (τ) и моменту предъявления зрительного образа, а вертикальные полосы соответствуют времени активности временного зрительного канала.

Образ может быть опознан только в том случае, если время его предъявления наблюдателю пересечется с временем активности его временного канала. Вероятность этого события соответствует вероятности пересечения "иглы" и параллельной прямой. В нашем случае ($\phi = \pi/2$)

$p = \tau/T$, если $\tau < T$ ($T = 2a$ на фиг. 20)
$p = 1$, если $\tau >= T$

То есть по мере увеличения времени предъявления образа вероятность пересечения этого отрезка времени с временем активности зрительного временного канала растет пропорционально величине первого. И если время предъявления будет больше или равно длине искомого периода активности временного канала, то эта вероятность будет равна единице.

Погрешность вносится временем на опознание образа, колебаниями фактической длины периода активности зрительного временного канала у одного испытуемого за время исследований и колебаниями той же длины от испытуемого к испытуемому, а также не бесконечно малой длиной времени активности одного временного канала.

Итак, время излома кривой на фиг. 17 соответствует равенству времени предъявления зрительного образа на опознание и длине периода циклической активности временного канала. Если вернуться к рассмотрению фиг.17, то это время соответствует величине примерно 50 мсек, то есть частота работы временного канала равна примерно 20 гц. Аналогичные рассуждения справедливы по отношению к любому временному каналу.

Тот же результат можно получить совершенно другим путем, если вернуться к содержанию параграфа "Режим работы дельта-модулятора модели".

При постоянном сигнале на входе модели дельта-модулятора (это при некоторых оговорках соответствует состоянию покоя у человека) на выходе модели частота импульсов уменьшается вдвое по сравнению с частотой синхронизирующих импульсов. Если учесть то обстоятельство, что альфа-ритм у человека наблюдается исключительно в состоянии покоя, то очевидно, что нейроны, являющиеся источником альфа-ритма, синхронизируются двойной частотой, т.е. величиной приблизительно 20 гц.

Заключение

В предыдущем параграфе задача Бюффона быка использована для оценки длины периода между микроинтервалами активности зрительного временного канала на базе экспериментальной информации, собранной физиологами зрения.

Идентификация временных каналов

Цель идентификации временных каналов – определение основных систем организма, управление которыми производится в собственные фазы времени. Знание этих фаз позволит дифференцированно анализировать состояние организма по отдельным подсистемам, а также оценивать их взаимосвязь.

В качестве нулевой фазы можно брать фазу любого временного канала, единственным преимуществом которого является легкость ее определения.

Поскольку временных каналов насчитывается конечное число, равное примерно пятидесяти, то дополнение к списку идентифицированных временных каналов даже одного сужает неидентифицированную область на два процента от общего числа каналов.

Зрительные временные каналы. Аппаратурная поддержка: источники когерентного синего, желтого и красного цветов.

Метод идентификации. При одном полностью закрытом глазе на второй глаз подается свет когерентного одноцветного источника (опыт проводить в темноте). Ожидаемая реакция: при включении источника света в соответствующем временном канале появится спайк импульсов, частота которых постепенно уменьшится до примерно 9 герц в состоянии покоя. Таким образом предположительно можно идентифицировать 6 временных каналов обработки зрительной информации (по три для каждого глаза).

Слуховые временные каналы. Аппаратурная поддержка: звуковой генератор.

Метод идентификации. В звукоизолированном помещении отдельно для каждого уха (второе плотно закрыто противошумом) включается звук частотой $f_0 = \Delta f$. Слуховой канал, реагирующий на эту частоту, ответит спайком активности, частота импульсов в котором постепенно уменьшится до 9 герц в состоянии покоя. То же самое проделывается для частот $f_0 + i\,\Delta f$ (i = 0,1,2,.. n; Δf = 1 герц) и для обоих ушей. Можно сетку частот, выбранных для испытаний, взять произвольно другой.

Минимально ожидается существование двух временных каналов, связанных с обработкой слуховой информации на левом и правом ухе, но, возможно, совокупность различных звуковых частот обрабатывается большим числом временных каналов.

Обоняние. Аппаратурная поддержка: наглухо закупоренный источник запаха той или иной модальности. При резком откупоривании источника запаха, поднесенного к одной ноздре (другая закрыта) активизируется соответствующий временной канал. Ожидаемая реакция во временном канале аналогична выше описанной. Целесообразно провести эксперимент с источниками разнообразных запахов. Предполагается существование по крайней мере двух временных каналов, связанных со стереоэффектом обоняния обеими ноздрями.

Восприятие вкуса. Источник вкуса определенной модальности помещается на язык обследуемого (после нескольких часов воздержания от пищи). Активизируемый временной канал связан с восприятием вкуса, реакция его во времени предполагается аналогичной выше описанной. Целесообразно проведение эксперимента для различных вкусовых модальностей. Ожидается наличие по крайней мере одного временного канала обработки вкусовой информации.

Осязание. Аппаратурная поддержка: механический вибратор с управляемой частотой вибрации. Тактильные раздражения подаются на указательный палец руки обследуемого. Активизируется временной канал, ответственный за обработку тактильной информации. Ожидается реакция во времени, аналогичная выше описанной. Представляет несомненный интерес тактильное раздражение различных участков кожи, а также различных точек акупунктуры из числа наиболее употребительных.

Мыслительные каналы. С тем, чтобы выявить фазы временных каналов, отвечающих за переработку информации, имеющей отношение к мыслительному процессу, целесообразно заставить исследуемого решать с перерывами тестовые задачи на сообразительность. При этом необходимо соблюдать для пациента состояние покоя по другим раздражителям. Временные каналы, активизирующиеся при решении упомянутых задач, разумно отнести к "мыслительным".

Сердечно-сосудистая система. Аппаратурная поддержка: тредбан. Тест заключается в резком переходе из состояния покоя в состояние активного движения, и далее – резкое снятие нагрузки. Предполагается, что временные каналы, активизирующиеся при смене нагрузки, отвечают за управление сердечно-сосудистой системой.

Система терморегуляции. Тест заключается в резкой смене температуры из комнатной в сторону увеличения или уменьшения с помощью, например, быстрого перемещения тела исследуемого в помещение с другой температурой. Активизирующиеся временные каналы связаны с терморегуляцией тела.

Пищеварение. Тест заключается в следующем. После нескольких десятков часов голодания осуществить раздельный прием жидкости щелочного или кислотного характера. Целесообразна также проверка активизирующихся временных каналов у испытуемого после раздельного приема мочегонных средств, средств, вызывающих понос, рвотных, приема закрепляющих стул средств и т.д. Активизирующиеся временные каналы связаны с соответствующими функциями управления пищеварением и водным обменом.

Дыхание. Исследуемый осуществляет задержку дыхания на возможно более долгое время. Наблюдение следует производить до, во время и после задержки дыхания. Предполагается, что активизирующиеся при дыхании временные каналы связаны с управлением соответствующими функциями дыхания.

Использование гипноза. Целесообразно также проведение целого ряда экспериментов над пациентом в состоянии гипноза. Преимущество такого рода экспериментов заключается в возможности сосредоточения организма исследуемого над выполнением какой-либо функции. Кроме того, некоторые тесты легче пациенту вообразить, чем экспериментатору технически осуществить.

Целесообразно проведение экспериментов по проверке обработки информации, получаемой от вестибулярного аппарата, экспериментов с барокамерой. Другими словами, разумно провести полную серию испытаний, которыми подвергают операторов больших систем специального назначения.

Общее множество и качественное разнообразие тестов по возможности не должно ограничиваться выше упомянутыми. Тестирование такой сложной системы само по себе предмет серьезного исследования.

Необходимо исследовать суточную и сезонную ритмику временных каналов.

Заключение

Предлагается разработать методики по определению фаз временных каналов, ответственных за переработку информации разных модальностей.

Численная оценка активности временного канала

Хотя управление во временном канале представлено бинарной последовательностью импульсов, в соответствии с содержанием параграфа "Режим работы дельта-модулятора модели" очевидно, что эта бинарная последовательность представляет в приращениях аналоговую функцию – характеристику активности канала.

Поэтому нагляднее представлять активность временного канала числовыми характеристиками, описывающими поведение во времени упомянутой аналоговой функции. Поскольку эта аналоговая функция имеет вид в соответствии с выражением (11) параграфа "Лимбическая система с позиции авторегулирования и управления",

$$\Phi_o(t) = \Sigma_i \left(\Sigma_j \left(C_{ij} * t^j \right) \right) * e^{\lambda_i t}$$

где i=1,..m;

j=0,..,k_j-1;

$\lambda_1, \lambda_2,.., \lambda_m$ - различные корни характеристического уравнения $D(\lambda) = 0$

$k_1, k_2,.. k_m$ - их кратности, причем $\Sigma_i k_i = N$

то таблично ее можно характеризовать коэффициентами $C_{ij}, \lambda_i, k_i,$

Различные патологии каналов выразятся в количественном содержании таблицы. Эти коэффициенты определяют динамику колебаний   значений параметров, определяющих активность соответствующих каналов.

Окончательное суждение о значимости этих коэффициентов для той или иной патологии в терминах языка управления каждым временным каналом можно сделать только после специальных статистических исследований над здоровыми и больными пациентами. Например, после обработки данных обследования представительной выборки "практически здоровых" пациентов необходимо предварительно определить перечисленные числовые характеристики временных каналов, соответствующие так называемой "нормальной" реакции по каждому временному каналу на соответствующие тесты. В результате можно будет определить значения границ "нормы" и т.п.

Заключение

Предложено оценивать активность каждого временного канала параметрами аналоговой функции, соответствующей в приращениях бинарному коду, извлеченному с помощью предложенной схемы, и представляющей собой сумму произведений степенных и экспоненциальных функций.

Возможность обработки энцефалограммы

Наиболее полно современные (напоминаем, что работа написана в 1984 году) физические представления об электрической активности мозга изложены в работе [21] с обширной библиографией. В упомянутой работе говорится, в частности, о наличии в таламусе осцилляторов, являющихся источником синхронизирующих импульсов в ЦНС. Наличие синхронизации в работе ЦНС целесообразно использовать при анализе ЭЭГ. Существующие же устройства обработки и анализа ЭЭГ базируются на статистической обработке сигнала, который является алгебраической суммой сигналов, представляющих разнородную информацию.

Основные гармоники ЭЭГ выделяются в известных устройствах из сигнала, являющегося сглаженной алгебраической суммой сдвинутых по фазе относительно друг друга импульсных последовательностей, формируемых нейронами и характеризующих обработку информации различной модальности. Но при суммировании сдвинутых по фазе импульсных сигналов происходит потеря информации, характеризующей составляющие этой суммы, поэтому информационная ценность такого сигнала невелика.

Предлагается при обработке ЭЭГ учитывать следующие моменты.

1. Электропроводная кровь передает по всей кровеносной системе электрические колебания осциллятора, задающие ритм работы ЦНС. Частота этого ритма до 1000 герц и колеблется у одного человека с течением времени и различается у разных людей. Регистрация этого ритма возможна, например, из кардиопульса. При этом следует учесть, что исторически сложилась ширина полосы пропускания у кардиографов размером 100 герц, что недостаточно для поставленной задачи.

2. Вставочные нейроны включены параллельно на обработку мультимодальной информации, которая производится дискретно. В каждый момент времени обрабатывается информация одной модальности. Таким образом, вставочные нейроны используют временные каналы для функционального разделения обработки мультимодальной информации.

3. Частота альфа-ритма в два раза меньше частоты работы одного временного канала.

4. Бинарная подпоследовательность, характеризующая каждый временной канал, и извлеченная из выходной последовательности вставочных

нейронов, представляет собой запись функции управления в приращениях, характеризующей данный канал.

С учетом перечисленных представлений, построим блок-схему устройства, реализующего выделение управляющих функций по каждому временному каналу (см. фиг. 21).

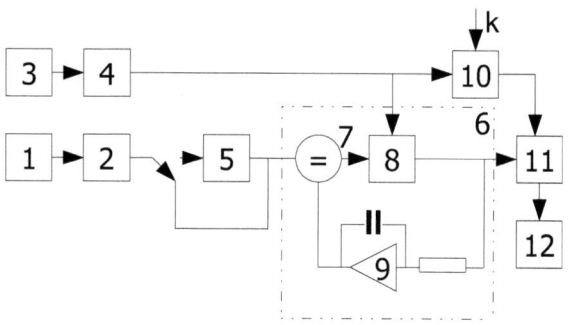

Фиг.21 Блок-схема устройства для обработки ЭЭГ

На фиг. 21 изображены: 1 - датчик ЭЭГ; 2 – широкополосный усилитель; 3 – датчик кардиопульса; 4,5 - полосовые фильтры кардио-пульса и альфа-ритма соответственно; 6 - дельта-модулятор; 7 – схема сравнения; 8 – схема совпадения; 9 – интегратор обратной связи; 10 – фазосдвигающий селектор; 11 – схема совпадения; 12 – регистратор.

Работа устройства происходит следующим образом. Из кардиопульса, регистрируемого датчиком (3) с помощью полосового усилителя-формирователя с полосой пропускания 200-1000 герц (4) выделяется импульсный сигнал частотой порядка сотни герц, который будет использоваться в дальнейшем как синхронизирующий.

С помощью энцефалографического датчика (1), устанавливаемого над местом наибольшей концентрации исследуемых вставочных нейронов, и усилителя (2) регистрируется аналоговый сигнал, который необходимо разложить на составляющие.

Дельта-модулятор (6), составленный из схемы сравнения (7), схемы совпадения (8), операционного усилителя в режиме интегрирования (9), служит для восстановления импульсного сигнала, соответствующего аналоговому на входе дельта-модулятора (6).

Восстановленный бинарный сигнал (импульсный код) содержит всю информацию, характеризующую на определенном этапе текущее состояние обработки вставочными нейронами всех сенсорных входов организма.

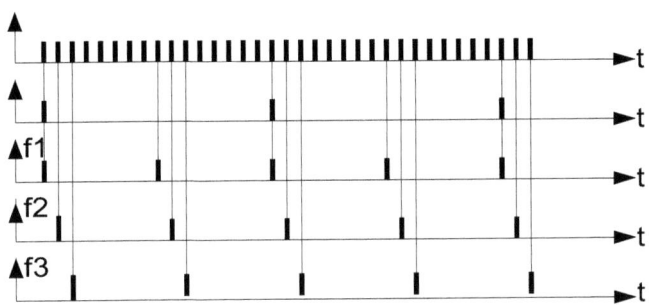

Фиг.22 Временная диаграмма работы фазосдвигающего селектора

Внутри этой бинарной последовательности находятся сдвинутые по фазе подпоследовательности импульсов, характеризующие работу соответствующих временных каналов обработки сенсорной информации различной модальности, см. временную диаграмму на фиг.22.

С тем, чтобы можно было выделить каждую такую последовательность, используется блок (10) фазосдвигающего селектора импульсов и схема совпадения (11). Работу фазосдвигающего селектора (10) удобно пояснить с помощью временной диаграммы на фиг. 22, где изображены:

Out4 - импульсная последовательность от выхода блока (4); α – альфа-ритм, подаваемый на вход селектора импульсов (10); f1 – выходная импульсная последовательность, выделяемая селектором (10) при значении условного номера временного канала, равном 1; f2 – то же при значении номера временного канала, равном 2; f3 - то же при значении номера временного канала, равном 3.

Фазосдвигающий селектор (10) в зависимости от номера временного канала, задаваемого на его входе, сдвигает выходную импульсную последовательность на величину (k – 1) Т, где k – значение номера временного канала, Т – период импульсной последовательности, снимаемой с выхода блока (4).

Период импульсной последовательности на выходе селектора (10) равен величине $2/f_\alpha$, где f_α - частота альфа-ритма.

"Вырезанная" фазосдвигающим селектором (10) импульсная последовательность подается на вход схемы совпадения (11) в качестве разрешающих импульсов.

Из серии импульсов, идущих с выхода дельта-модулятора (6) на схему совпадения (11), с помощью последней выбирается бинарная последовательность, характеризующая работу соответствующего временного канала. Эта импульсная последовательность с выхода схемы совпадения (11) поступает на вычислительное устройство, названное регистратором (12).

Дальнейшее представление бинарного входа, характеризующего информационную обработку вставочными нейронами унимодальной информации, можно осуществлять для наглядности в аналоговом виде, вернувшись от приращений бинарного представления к аналоговой функции управления, соответствующей своему бинарному оригиналу.

Можно с помощью того же регистратора (12) оценивать эту функцию статистически, выводя соответствующие численные оценки.

Важно, что с помощью подобного устройства можно оценивать раздельную работу мозга по переработке информации, заключенной в каждом временном канале.

Приведем неполный и ориентировочный список временных каналов, разделенных по модальности обрабатываемой информации.

Зрительные каналы:

- синий цвет, воспринимаемый левым глазом,
- то же правым глазом,
- желтый цвет, воспринимаемый левым глазом,
- то же правым глазом,
- красный цвет, воспринимаемый левым глазом,
- то же правым глазом.

Обоняние:

- с помощью рецепторов левой ноздри,
- с помощью рецепторов правой ноздри.

Слух:

- левое ухо,
- правое ухо.

Осязание:

- ощущение надавливания,
- температурные ощущения.

Управление температурной регуляцией тела.

Управление артериальным давлением.

Управление пищеварением.

Управление движением.

Мыслительные временные каналы.

Управление составом крови:

- поддержание уровня сахара в крови,

- поддержание уровня кислорода в крови,

- поддержание уровня двуокиси углерода в крови,

- поддержание уровня некоторых солей и минеральных веществ в крови.

И так далее.

Более подробное перечисление каналов и установление их фазы станет возможным только после проведения физиологических экспериментов с помощью устройств, подобных приведенному.

Ограничения в использовании выше представленного способа обработки ЭЭГ связаны с "зашумленностью" сигнала и низкочастотными искажениями, вносимыми тканями черепа.

При наличии численной оценки этих искажений снимаемый сигнал можно восстановить обратным преобразованием (для этого на фиг. 21 предусмотрен блок 5).

Заключение

Предложен подход к анализу ЭЭГ, заключающийся в оценке активности временных каналов переработки информации вставочными нейронами головного мозга.

Соображения по выбору точек съема ЭЭГ

Поскольку анализу подвергается активность ЛСМ, представляется целесообразным использование в качестве потенциальных мест съема электрической активности мозга точки, на которые проектируются отдельные образования ЛСМ, в том числе точки акупунктуры.

Эти точки перечислены в соответствии с привязкой [25] стр. 46. Обозначения точек даны в принятой там же мнемонике: GB20 – симпатикус (стр.47), 10aMA – вагус, B110 – продолговатый мозг, GB4 – таламус (стр.73), B19 – варолиев мост, GB7 – промежуточный мозг, GB17 – ретикулярная формация, GB12 – гипофиз, 3E20 – гипоталамус (стр.45).

Для оценки активности вставочных нейронов предпочтительнее анализировать сигнал в первую очередь в точках GB17 (ретикулярная формация, макушка), 3E20 (гипоталамус, висок), B110 (продолговатый мозг, затылок). Такой выбор связан с известными функциями этих образований [25] и с их топографией.

Ретикулярная формация, обрабатывая информацию со всех экстерорецепторов и интерорецепторов организма, участвует в поддержании состояния гомеостаза, определенного текущими потребностями организма.

Гипоталамус отвечает за теплорегуляцию, сон, жировой и водный обмен, половые функции, секрецию пота и т.д.

Продолговатый мозг отвечает за управление вдохом, выдохом, кровообращением, рвотой, глотанием, чиханием и т.д.

Повидимому, целесообразно охватить таким анализом все известные точки акупунктуры.

Топографическая анатомия перечисленных и других точек описана во всех руководствах по акупунктуре, например [26]. Там же приведено фотографическое положение этих точек на коже в разных проекциях и схемное положение относительно костей черепа, а также приемы по их нахождению.

Заключение

На основании известных связей соответствующих точек акупунктуры с внутренними структурами мозга предложены точки съема ЭЭГ с целью последующего разделения сигнала на его информационные составляющие. Список, разумеется, открыт для пополнения.

Анализ импульсной активности точек акупунктуры

Анализ энцефалограмм способом, описанным выше, требует разрешения проблемы разделения временных каналов в условиях, когда "чистота" входного сигнала не обеспечена (возможны различные наложения сигналов, отражающих разнохарактерную информацию, на снимаемую ЭЭГ).

Кроме того, искажения сигнала, вносимые тканями черепа, до сих пор аналитически и численно не оценены.

Поэтому заслуживает безусловного внимания анализ, направленный на разделение временных каналов импульсной активности нейрорецепторов, снимаемой с игл, вводимых в точки акупунктуры.

Решение проблемы разделения полезного сигнала и помех (артефакты, миоэлектрическая активность) облегчается наличием временного разделения каналов и возможностью осуществить это разделение на программном, а не на схемном уровне.

С тем, чтобы облегчить в компьютере запись и обработку сигнала, снимаемого в точках акупунктуры, полагаем, что импульсы в точках акупунктуры имеют такую малую относительно длины периода временного канала величину, что ею можно пренебречь.

Тогда наличие импульса в момент времени t, снимаемого с j-ой точки акупунктуры, можно записать в виде $f_j(t) = 1$.

Отсутствие импульса в момент времени t в j-ой точке измерения можно записать в виде $f_j(t) = 0$, где $f_j(t)$ – бинарная функция, отображающая импульсную активность в моменты, совпадающие с синхронизирующими импульсами.

Фактически это означает, что функционирование точки акупунктуры кодируется в виде битовой строки, разрядность (длина) которой соответствует времени наблюдения и частоте синхронизации.

Предполагается, что отдельные точки акупунктуры "обслуживают" определенные временные каналы. Другими словами справедливы следующие утверждения.

Утверждение 1. Пусть N – множество точек акупунктуры. Тогда существуют его подмножества, для которых справедливо утверждение

для каждого t: $(f_j(t) = 1) \ \& \ (f_l(t) = 1) \sim 0$

Если выполнены условия:

$$j \in \varpi_i \qquad (\varpi_i \in N)$$
$$1 \in \varpi_r \qquad (\varpi_r \in N)$$
$$\varpi_i \wedge \varpi_r = \bigcap$$

где $\bigcap$ - пустое множество.

То есть точки акупунктуры можно так сгруппировать, что импульсы точек каждой группы никогда не совпадут во времени друг с другом. В то же время внутри одной группы импульсы разных точек, принадлежащих группе, могут совпадать во времени.

Утверждение 2. Для того, чтобы для любой точки акупунктуры и для времени t выполнялось неравенство $f_j(t) = 1$, необходимо (но не достаточно), чтобы было справедливо $t \in t_{syn}$ при условии $j \in \varpi_i$,
где t_{syn} - времена появления синхронизирующих импульсов.

То есть импульсы в каждой точке акупунктуры могут появиться только в определенные моменты времени, совпадающие с фазой синхронизирующих импульсов соответствующего временного канала. Осталось только учесть время прохождения сигнала, но есть надежда, что синхронизация глобальна по организму и эти колебания одновременны повсюду. Другой учитываемый момент – при раздражении иглой точки акупунктуры она на первое время превращается в генератор импульсов. Требуются также исследования, чтобы оценить время, когда наступит привыкание к раздражению и импульсные колебания станут информационными с точки зрения анализа активности соответствующего временного канала.

Импульсную активность точек акупунктуры можно использовать как дополнительный информационный вход при анализе психофизиологического состояния человека, то есть целесообразно построение микропроцессорной многоканальной системы, анализирующей импульсную активность с датчиков, созданных живой природой.

Но предварительно точки акупунктуры должны быть классифицированы по временным каналам. Любопытно также провести сопоставление этой классификации с группировкой точек, сложившейся в восточной медицине.

Заключение

Предполагается, что анализ импульсной активности точек акупунктуры позволит оценивать состояние различных систем организма по характеру изменения аналоговой функции в приращениях, представленной бинарным кодом, характеризующим активность каждого временного канала.

Персептрон и физиологические эксперименты

Из описания персептрона, приведенного в параграфе "Построение персептрона с двухуровневой памятью и временным уплотнением каналов обработки информации", очевидно, что если раздражать, например, зрительные рецепторы с частотой $2f_\alpha$ (f_α - частота альфа-ритма) одинаковым изображением, то по прохождению соответствующего пространственно-временного Образа через все звенья кругов Papez'a его (Образа) новизна окажется записанной в долговременную память мозга. Полное прохождение через круги Papez'a требует повторного предъявления Образа у человека ориентировочно в пределах 10-13 раз (столько же у кошки). Причем весь процесс записи происходит на подсознательном уровне.

Таким образом, имеет место механизм ускоренного восприятия любой информации, которую удобнее всего представлять зрительными образами, помня о том, что 90% всей информации, поступающей мозг, проходит через зрительный тракт.

Американские фирмы, специализирующиеся на рекламе, пришли к экспериментальному результату, что если между кадрами обычного кинофильма помещать на мгновенье (с точки зрения автора целесообразно, чтобы мгновенье длилось не менее 1-2 миллисекунд) некий словесный образ, например, слова "запах сена", и делать это многократно (десятки раз), то хотя зрители во время сеанса (по результатам опроса) не читали этих слов, однако после сеанса они в большинстве утверждали, что им чудится запах сена.

Другим более интересным примером реальности перцептронной концепции восприятия является ускоренный способ обучения человека.

В работах [32],[33] описывается автоматизированная система для обушения и контроля знаний.

Один из видов сеансов обучения в этой системе представляет собой подачу учебной информации в ритме биологических процессов обучаемого, в течение которого сигналы учебной информации синхронизируют с одним из основных биоритмов обучаемого, например ритмом дыхания, пульса, биотоков мозга. Наибольшая частота синхронизации в описываемой системе равна частоте альфа-ритма.

Использование предлагаемой системы для ускоренного обучения иностранным языкам (например, английскому, немецкому, французскому) без преподавателя по изучаемому предмету дает возможность курс языка с объемом 3000-4000 слов пассивного запаса усвоить в среднем за 10-12 дней обучения (80-100 часов учебного времени). При обучению японскому языку пассивный лексический запас в 1000-1200 иероглифов усваивается за 15-20 дней обучения.

При обучении скорочтению скорость чтения удваивается за 2-3 дня при сохранении качества усвоения.

При обучении машинописи скорость работы на пишущей машинке 140-170 ударов в одну минуту достигается в среднем за 3-4 дня обучения.

Курс аутогенной тренировки (аутотренинга) при использовании этой системы усваивается за 2-4 дня обучения.

Курс теоретических и гуманитарных дисциплин (например, теория вероятности, социальная психология, линейный рисунок) в объеме одного семестра вуза усваивается за 2-4 дня обучения на уровне оценки "хорошо".

Эмпирически найденный факт, что скорость подачи учебного материала, равная частоте альфа-ритма (f_α) достаточна для подсознательного восприятия, не противоречит утверждению, что восприятие происходит уже при частоте вдвое большей.

Таким образом, практическим результатом синтезированной модели является обоснование возможности увеличения скорости подачи учебного материала вдвое в системах с так называемым суггестокибернетическим методом обучения, что еще более сократит время, требуемое для обучения.

Другим подтверждением правильности представленной модели функционирования ЛСМ явился бы факт фазового различения импульсации с точек акупунктуры и частотный диапазон этой импульсации.

Поскольку точки акупунктуры уже тысячелетия группируются в специфические функциональные группы, то следует ожидать единой фазы появления импульсов в различных точках акупунктуры внутри каждой группы. Если это окажется так, то известные в восточной медицине отношения между функциональными системами, представленными соответствующими точками акупунктуры, могут быть перенесены на отношения между функциями управления, реализуемыми в различных временных каналах ЦНС.

По факту можно считать подтвержденным, что частоты импульсов, снимаемых с точки акупунктуры с помощью поверхностного электрода укладываются в диапазон [0-2f_α], т.е. 0-20 герц [35].

В то же время, если снимать импульсацию с иглы, введенной в точку акупунктуры (игла изолирована кроме оголенного кончика с размером контактной поверхности 20-50 мкм), то динамика текущей частоты укладывается в диапазон от 0.5 до 400 герц [34]. Это означает, что на частоту $2f_\alpha$ накладывается импульсация нейрорецепторов, расположенных в зоне точки акупунктуры, вызванная механическим раздражением.

Заключение

В данном параграфе приведены известные психофизиологические эксперименты, подтверждающие адекватность механизма обучения и памяти человека персептронной модели лимбической системы мозга.

Выводы

На основе имеющихся в литературе описаний морфологического и функционального строения лимбической системы мозга синтезирована модель обучения и памяти в ЛСМ в виде самонастраивающейся фазоимпульсной системы регулирования и управления.

Проведен качественный анализ функционирования модели, получены аналитические зависимости, характеризующие изменение параметров гомеостаза во времени.

Синтезирована электрическая модель нервной клетки – основного строительного материала подобных систем, удовлетворяющая условиям функционирования системы в целом. Проведен качественный информационный анализ функционирования модели нервной клетки.

Построена модель персептрона с двухуровневой памятью и временным уплотнением каналов переработки информации, представляющая собой нейронную сеть из синтезированных элементов.

В синтезированных моделях реализовано представление о временном разделении функций переработки информации в ЦНС.

Произведено сравнение функционирование построенных моделей с живыми прототипами, показавшее их адекватность.

Обоснованы фазовые и частотные характеристики импульсной активности в каждом временном канале.

Рассмотрена с позиций функционирования модели в целом импульсная активность точек акупунктуры.

Выработаны рекомендации по проведению ряда экспериментов (ускоренное обучение, анализ ЭЭГ, анализ импульсограмм точек акупунктуры, идентификация временных каналов в ЦНС).

Послесловие

Предложенная работа была в виде отчета представлена, как было указано, в 1983 году, сейчас в 2014 я бы добавил в нее следующее замечание.

Поскольку существует система передачи информации от клетки к клетке с помощью биофотонов (420-720 nm длина волны), которые обладают когерентностью ([39], [40]), то помня о голографической природе памяти у живой нейронной сети, логично предположить, что специфическая фаза, характеризующая когерентность, активизирует такую конфигурацию внутри полной нейронной сети, которая отвечает обработке сенсорной информации, привязанной к этой специфической фазе. Если в другой момент времени когерентность биофотонов будет характеризоваться другим значением фазы, то голографическая память активизирует новую конфигурацию нейронной сети (внутри полной нейронной сети), обеспечивающую обработку информации для измененного значения фазы. И так для всех временных каналов, характеризуемых собственной фазой внутри периода синхронизации. Естественно, в мозге должен быть реализован механизм распределения фаз. Замкнутые нейронные цепочки (реверберирующие цепочки), обнаруженные в мозге, вполне могут служить распределителем фазы, хотя, не исключено, что природа придумала что-либо более остроумное.

Практические приложения

Автор заинтересован в сотрудничестве для осуществления двух проектов, использующих изложенные представления о работе живой нейронной сети. Речь идет о создании дешевых малогабаритных приборов. Один посвящен ранней диагностике рака легких по специфическим изменениям пульсовой волны. Другой (с широким спектром применения) обеспечивает при терапевтическом воздействии импульсного электромагнитного поля динамическое изменение его параметров с учетом реакции пациента посредством биологической обратной связи в реальном времени (прибор PEMF). Принципиально возможно долевое участие.

Адрес в интернете tcm.bridge@gmail.com

Литература

1. О.С.Виноградова. Гиппокамп и память. М. "Наука". 1975.
2. Бионика. Под ред. Л.В.Решодько. Киев "Вища школа". 1978.
3. Методологические вопросы теоретической медицины. Сборник статей. Л. "Медицина". 1975.
4. М.Арбиб. Метафорический мозг. М. "Мир". 1976.
5. Биологические аспекты кибернетики. Сборник работ. М.1962
6. В.Л. Кузьменко и др. Устройство для моделирования нейрона. Авторское свидетельство СССР номер 902033. Класс G06 G7/60, 1980.
7. Г.Тамар. Основы сенсорной физиологии. М."Мир".1976.
8. Физиология сенсорных систем. Под ред. П.К.Анохина.Часть 2. Л."Наука".1972.
9. В.Д.Кейдель. Физиология органов чувств. М."Медицина".1975.
10. К.Прибрам. Язык мозга. М."Прогресс". 1975.
11. Н.Винер. Кибернетика и общество. ИЛ М.1958.
12. Н.Винер. Новые главы кибернетики. "Советское Радио".М.1963.
13. Б.Б.Кажинский. Передача мыслей. М.1923.
14. И.И.Блехман. Синхронизация динамических систем. М."Наука".1971.
15. И.И.Блехман. Синхронизация в природе и технике. М."Наука".1981.
16. В.Чуев, В. Ромашин. Цветовые эффекты на экране черно-белого кинескопа. Ж."Радио", 1973 , номер 8.
17. В.Д. Глезер. Механизмы опознания зрительных образов. М."Наука". 1966.
18. Ю.П.Гоголицын, Ю.Д. Кропотов. Исследование частоты разрядов нейронов мозга человека. Л. "Медицина".1982.
19. В.В.Гнеденко. Курс теории вероятностей. М."Наука".1969.
20. В.Левин. Ускорить неускоряемое. Ж. "Изобретатель и рационализатор", 1982, номер 10.
21. С.М.Осовец и др. Электрическая активность мозга. Механизмы и интерпретация. Ж. "Успехи физических наук", 1983, сентябрь.
22. Микрокомпьютерные медицинские системы. Под ред. У.Томкинса. М."Мир".1983
23. Г.Корн и Т.Корн. Справочник по математике для научных работников и инженеров. М."Наука".1974
24. Частная физиология нервной системы. Руководство по физиологии. Под ред. П.Г.Костюка и Н.П.Бехтеревой.Л."Наука".1983
25. R.Voll. Topographische Lage der Messpunkte der Electroakupunctur. Textband 1.Uelzen.1976.
26. С.В.Свечников,А.М.Шквар. Нейротеехнические системы обработки информации. Киев, "Наукова думка", 1983.
27. Т.Кохонен. Ассоциативная память. М."Мир".1980.
28. Д.Адам. Восприятие, сознание, память. М."Мир".1983.
29. М.Н.Ливанов. Пространственная организация процессов головного мозга. М."Наука".1972.
30. Н.П.Бехтерева. Функциональная характеристика височных лимбических структур у человека. М. "Наука",1971.
31. Дж. Хэссет. Введение в психофизиологию. М."Мир".1981.
32. В.В.Петрусинский и др. Автоматизированная система для обучения и контроля знаний. Авт. свид. СССР номер 635508 от 30.11.1978.
33. Э.Диамент и др. Устройство для обучения. Авт. свид. СССР номер 743007 от 23.06.1980.

34. А.Т.Качан,Н.Н.Богданов. Электрофизиологические особенности точек акупунктуры. Стр. 112-119 в книге "Оптимизация воздействий в физиотерапии". Минск."Беларусь".1980.

35. Н.М.Зуфрин и др. Инфранизкочастотные сигналы точек акупунктуры. В книге "Проблемы метрологического обеспечения измерения параметров случайных полей и сигналов биологических объектов. М.1982. Материалы конференции.

36. Е.В.Айзенберг, Г.П.Комаров,Е.Н.Гак. К вопросу о кибернетических аспектах управления механизмами адаптации в живых системах. В сборнике "Кибернетические аспекты адаптации системы "человек-среда" (тезисы семинара). Под ред. Р.М. Баевского. М.1975. Научный совет по комплексной проблеме "Кибернетика" АН СССР.

37. Е.В. Айзенберг. Распознавание квазипериодических временных рядов. Депонированная рукопись, Номер 2261 пр-Д83 от 21.11.1983. М."ЦНИИ информации и технико-экономических исследований приборостроения, средств автоматизации и систем управления.

38. Е.В.Айзенберг,Ю.А.Смирнов. Модель нейрона. Авт. свид. СССР номер 1084829 от 24.05.1982.

39. http://www.faim.org/energymedicine/measurement-human-biofield.html

40. Meyers, Bryant A. (2013-08-19). PEMF - The Fifth Element of Health

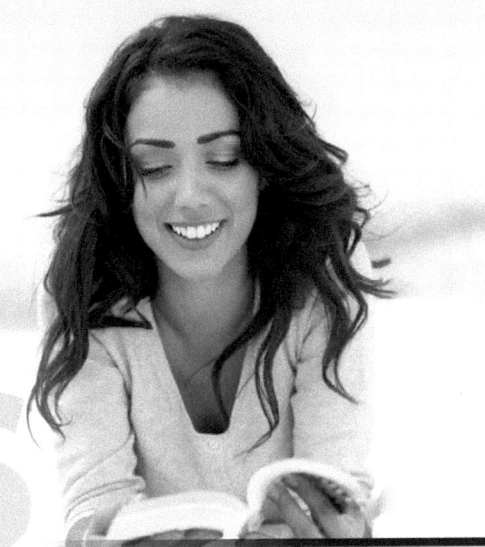 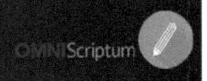

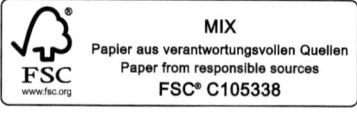
Printed by Books on Demand GmbH, Norderstedt / Germany